CURA ENERGÉTICA COM O
Reiki Plus®

CB012140

David G. Jarrell
(Mestre Reiki)

CURA ENERGÉTICA COM O
Reiki Plus®

Tradução
CARMEN YOUSSEF

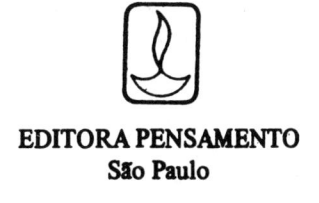

EDITORA PENSAMENTO
São Paulo

Título do original:
Reiki Plus® Natural Healing

Copyright © 1983, 1988, 1990 e 1991 by David G. Jarrell, Reiki Master.

Observação sobre direitos autorais:

Esta obra não pode ser reproduzida nem divulgada de qualquer forma, nem em trechos nem em resenhas, sem a permissão por escrito do autor. Todos os direitos reservados.

Marca de serviço:

Aviso de registro: a marca de serviço **Reiki Plus®** foi emitida para o Reverendo David G. Jarrell pelo Escritório de Patentes dos Estados Unidos, em 3 de junho de 1983. **Reiki Plus®** aparece em todo este manual em itálico e negrito para representar o uso do símbolo da marca registrada **Reiki Plus®**. A marca registrada **Reiki Plus®** e outras marcas de serviços enumeradas abaixo com um "sm" denotam marcas usadas no comércio intra-estadual pelo autor, e não podem ser usadas por ninguém que não tenha sido licenciado pelo proprietário.

Reiki Plus®
Psycho-therapeutic Reiki[sm] Healing
Physio-Spiritual Etheric Body[sm] Healing (PSEB[sm])
Auric Flow[sm] Technique
Spinal Attunement[sm] Technique
SAT[sm]
KTU[sm]
CDT[sm]

Autorização para conceder o certificado *Reiki Plus*:

Apenas Professores treinados e devidamente Iniciados pelo Reverendo David G. Jarrell como **Mestres Reiki Plus®** podem conceder a alunos de Primeiro e Segundo Grau o Certificado de Treinamento autorizado conforme é emitido e impresso pelo **Reiki Plus® Institute**. O uso deste livro, **Cura Energética com o Reiki Plus®**, como manual por parte de alunos de Reiki e professores não devidamente autorizados, não significa que eles tenham recebido o treinamento nem as técnicas que compõem o **Reiki Plus®**. Os alunos que queiram juntar-se a nós são bem-vindos para estudar com os professores do **Reiki Plus® Institute** e obter o seu certificado.

Edição	O primeiro número à esquerda indica a edição, ou reedição, desta obra. A primeira dezena à direita indica o ano em que esta edição, ou reedição foi publicada.	Ano
4-5-6-7-8-9-10-11-12-13		04-05-06-07-08-09-10

Direitos de tradução para a língua portuguesa
adquiridos com exclusividade pela
EDITORA PENSAMENTO-CULTRIX LTDA.
Rua Dr. Mário Vicente, 368 – 04270-000 – São Paulo, SP
Fone: 6166-9000 – Fax: 6166-9008
E-mail: pensamento@cultrix.com.br
http://www.pensamento-cultrix.com.br
que se reserva a propriedade literária desta tradução.

Impresso em nossas oficinais gráficas.

DEDICATÓRIA

Nota de agradecimento às seguintes pessoas:

Editor:
·Richard Leavitt

Arte:
Charisse
Rosie Voreadou
Diane Mckinnis (quarta capa)
David Jarrell (primeira capa)

Impressão do livro:
Judy Gomez (1ª edição)
David Jarrell (2ª-4ª edições)

Este livro é dedicado à Era de Aquário, ao Raio Reiki e ao trabalho dos Filhos de Arcturus neste planeta Terra, que, pela sintonia com St. Germain e a Irmandade da Luz, transformarão a Luta de Poder do Ego num estado de Integridade Espiritual do Poder regido pelo Amor Divino Universal.

Esta Quarta Edição também é dedicada a todos os alunos que a tornaram necessária como Guia de Cura para os que ainda não o conhecem, e que, por sua vontade, desempenharam um papel importante na época de seu lançamento. Agradecemos a todos os que atuam no campo da cura, tanto física como espiritual.

Agradecimentos Especiais

O autor espera que este livro seja um instrumento útil no uso da Cura Natural Reiki. Empenhamo-nos em apresentar muitos métodos úteis para as necessidades do aluno principiante. O **Reiki Plus®** **Institute**, onde os estudiosos podem ampliar e aprofundar os conceitos práticos da cura, apresenta outros materiais no **Reiki Plus®** **Professional Practitioner's Manual** (publicação marcada para julho de 1992; 2ª ed. para julho de 1995). Este material e as técnicas concebidas por David G. Jarrell estão à disposição de todos os alunos que desejem fazer o **Programa de certificado do praticante profissional** de 310 horas ministrado pelo corpo docente do **Reiki Plus®** **Institute**.

Queremos agradecer a todos os alunos pelo retorno que foi usado para atualizar esta edição. É sempre um prazer receber comentários e relatos de experiências sobre o Reiki, por escrito ou por telefone.

Os termos "EU SOU a Consciência de Cristo" e "Consciência de Cristo" são usados ao longo de todo este livro unicamente como referência à consciência superior atribuída às almas iluminadas, isto é, Buda, Jesus e outros. Essa afirmação não pretende, de forma nenhuma, implicar uma declaração de ideologia religiosa. O autor acredita que todas as almas advêm de uma única Divindade e têm a capacidade e o desejo de atingir a consciência atribuída a essas almas iluminadas que, no corpo físico, transcenderam o ego da personalidade humana e ficaram verdadeiramente iluminadas no Amor Universal e Incondicional, trazendo estampada em seu semblante a Graça do Perdão. O autor é ministro-fundador da Pyramids of Light Inc., uma Igreja cristã não-confessional e, dedicada às leis da Cura Natural e aos Ensinamentos de Jesus Cristo e às verdades ensinadas na Santa Bíblia. O **Reiki Plus**® **Institute** é o braço educacional da Igreja para a certificação legal de Praticantes Profissionais e do treinamento necessário para a Ordenação nos quatro níveis do Ministério.

Meus agradecimentos ao corpo docente do **Reiki Plus**® **Institute**, atual e futuro, que gastou muitos anos para proporcionar ao aluno de cura natural uma oportunidade de realizar seus sonhos e tornar-se um agente de Cura Natural altamente qualificado. O esforço e a energia que tornaram este Instituto acessível aos alunos jamais será conhecido, mas felizmente os benefícios do trabalho conjunto podem e irão influenciar a consciência da humanidade, à medida que os formandos do **Reiki Plus**® **Institute** atenderem as necessidades de Cura Natural de nossa sociedade no mundo todo.

Um Convite para Você, Aluno de Reiki

Se você está lendo este livro e ainda não teve experiência dos ensinamentos do **Reiki Plus**® **Institute** por causa da distância física que o separa dos professores, saiba que a realização do seu desejo só depende de um telefonema. É sempre um prazer saber que você nos telefona para perguntar sobre um curso perto de onde você mora, ou instruí-lo sobre como você pode patrocinar um curso e ao mesmo tempo pagar o seu treinamento.

Nossos professores viajam e apresentam nosso *curriculum* em cidades nos Estados Unidos e na Europa, sob o patrocínio de pessoas como você, que desejam aprender o **Reiki Plus**® e, em seguida, concretizar o desejo de se tornar um **Praticante Profissional do Reiki Plus**® diplomado. O programa de dois anos é descrito no final deste livro, e você pode pedir um catálogo completo do nosso *curriculum* à sede nacional do Instituto, (615) 243-3712, P.O. Box 311, Celina, Tennessee 38551.

SUMÁRIO

1. HISTÓRICO DA FILOSOFIA

2. ASPECTOS LEGAIS

3. DIAGRAMAS

4. PARA ENTENDER COMO SE MANIFESTAM A DOENÇA E A CURA

5. PROCEDIMENTOS DE CURA

7. O TRATAMENTO: DIAGRAMAS DA POSIÇÃO DAS MÃOS

INTRODUÇÃO AO REIKI PLUS®

Este manual de cura apresenta a modalidade de Cura Natural **Reiki Plus**®, um método espiritual, esotérico, divino e metafísico para entender o comportamento dos distúrbios psicofísicos, e para servir de base ao seu desenvolvimento como Praticante do **Reiki Plus**®.

Esperamos que você queira informar-se sobre todas as dimensões que influenciam a existência humana, para viver num estado equilibrado, harmônico e amoroso de bem-estar. Todas as almas que voltam ao planeta Terra fazem-no para aprender a adquirir eficácia nesse processo: a existência da alma no corpo físico. Neste manual de cura, você tomará conhecimento de muitos conceitos considerados essenciais para levar a cabo a cura de si mesmo. Quando esses conceitos se incorporarem totalmente às suas emoções e ao seu raciocínio, você estará mais bem preparado para ajudar os que precisam de cura.

Ao longo de todo este manual, você lerá o pronome "nós". Este manual não teria sido possível sem a inspiração dada ao autor pela Irmandade da Luz, que inclui o Mestre de Cura Jesus Cristo. "EU SOU" grato pelo constante apoio recebido para concluir a Quarta Edição. Seria muito fácil continuar a colocar meus pensamentos no papel; no entanto, o manual nunca chegaria ao estágio de conclusão. Sem dúvida, com a obtenção de novas revelações, esta edição será revista e aumentada.

Ao escrever este guia de cura, precisei admitir que o **Reiki Plus**® abarca uma imensa quantidade de dados essenciais, mais do que pode ser cabalmente coberto no atual formato do curso **Reiki Plus**® de Primeiro Grau. Além disso, percebi que, para tornar-se totalmente eficiente na energia do Raio Reiki com a modalidade **Reiki Plus**®, o agente de cura precisa assumir o compromisso de fazer sua alma evoluir. Não se trata apenas de dedicar-se pessoalmente ao serviço à humanidade; trata-se de servir a consciência "EU SOU", de saber que somos uma centelha de Deus, uma alma que viaja para casa.

Os alunos que quiserem prosseguir nas Iniciações superiores da Cura Natural **Reiki Plus**® precisarão entender os princípios fundamentais expostos neste texto. O alcance e a profundidade do material aqui apresentado é o alicerce de todos os Graus de Iniciação no **Reiki Plus**®. O que deve ser percebido é que o Reiki é uma energia de cura vinda de Deus, da qual o **Reiki Plus**® é uma modalidade: uma abordagem filosófica para levar a efeito a cura total da Mente, do Corpo e das Emoções; os ensinamentos espirituais do dr. Usui. Em épocas de dúvida, de luta pessoal e de provações, o dr. Usui deu-me apoio espiritual, ajudando-me a expandir o escopo do projeto. Ajudou-me a manter a **Integridade Espiritual do Reiki.**

Nos últimos cem anos, nossa civilização recebeu a radiação de influências transformadoras cósmicas e galácticas, num grau de intensidade que a humanidade mal começou a perceber. A tentativa desesperada de manter velhas convenções, a influência saturniana de limitações rígidas e restritivas, a "base concreta do sucesso comprovado", tudo isso está sendo questionado. A humanidade percebe que o velho tapete é puxado debaixo de seus pés, pois os dias de isolacionismo saturniano chegaram ao fim. Nosso planeta está recebendo energia galáctica através dos planetas Urano, Netuno e Plutão, e precisamos ter mobilidade para fluir com as mudanças. Pois a **mudança** é o **"fator constante"** que afeta a humanidade e o nosso ambiente em todos os momentos da existência.

Portanto, mantenha-se no fluxo da transformação, mantenha-se na Luz.

COMENTÁRIOS À QUARTA EDIÇÃO

Foi com grande animação que cheguei ao estágio seguinte do **Reiki Plus®**, a quarta edição do manual de cura. Quando me lembro dos anos passados que deram ensejo à Primeira Edição, em 1984, fica claro para mim que o **Reiki Plus®** continua a se expandir.

Cada curso ministrado me leva mais perto da percepção de que os ensinamentos do Mestre Jesus precisam tornar-se uma parte mais completa do **Reiki Plus®**, não no sentido religioso, mas na essência espiritual que o dr. Usui buscou em sua jornada para descobrir como o Mestre Jesus curava. **Reiki** significa **"o poder espiritual de Deus"**. É o "poder" que habita em nós e que espera ser despertado. **Reiki Plus®** é um meio de conhecer o "Deus Interior", para podermos reconhecer o "Deus exterior".

O reconhecimento do "Eu Deus" é conseguido pela primeira vez depois que o "Eu Cristo" é iluminado. Não se trata de um reconhecimento mental e sim de uma experiência dos **Cinco Princípios Espirituais do Reiki Plus®**. O Mestre Jesus tirou seus ensinamentos de Sua Consciência de Cristo. O mesmo aconteceu com o dr. Usui. Cada um de nós caminha no plano terrestre em forma humana; no entanto, não estamos limitados a este reino.

Pois a nossa jornada é abraçar o "Eu Divino" e expandir a consciência, enquanto prosseguimos pelas lições da personalidade rumo ao reencontro físico com a "alma". A ação transformadora da personalidade é o verdadeiro veículo da consciência da alma. As experiências da personalidade nesta jornada começam a gerar um acúmulo positivo de conhecimentos quando as lições mostradas pelo planeta Plutão no nosso horóscopo natal e seus trânsitos são saudadas com uma atitude positiva e um coração que se entrega.

É a esta altura que realmente começamos a curar a personalidade e a tentar encontrar a nossa "Consciência de Cristo"; ficaremos, então, dentro do "Eu Cristo". Esperamos sinceramente que as palavras escritas e, mais ainda, as mensagens implícitas neste texto, facilitem a sua volta "para casa".

O INSTITUTO REIKI PLUS®

Nós, Professores do **Reiki Plus® Institute**, convidamos você a ingressar no serviço mundial e comunitário, concluindo sua Educação em Cura Natural no campo da Cura pela Energia Funcional. O **Reiki Plus®** ensina ao praticante como equilibrar a mente, o corpo e as emoções do cliente, para promover a totalidade espiritual e o bem-estar. O treinamento em Energia Funcional é compatível com o Trabalho Corporal Estrutural e com outros sistemas de Cura Natural e técnicas de cura. O **Reiki Plus®** baseia-se no conceito de ensino de apresentar uma série de conhecimentos de *Metafísica Divina* para cada aluno, de forma personalizada, instituindo uma integração abrangente dos ensinamentos. Isso levará o aluno à sua própria sabedoria e à compreensão da capacidade humana de curar com a luz divina de Deus.

O **Programa de Certificação do Praticante Avançado** do Instituto, com 310 horas de crédito, compreende sete áreas curriculares com 11 métodos específicos de Técnicas de Cura Funcional. O *objetivo* do nosso programa é dar treinamento ao candidato a Praticante nos aspectos espirituais e técnicos do Agente de Cura Natural.

Nossa idéia é abordar o cliente de uma forma científica, a partir de uma consciência espiritual e holística, proporcionando assim um programa de tratamento metódico e claro, voltado para as necessidades da pessoa. Ao longo deste curso de estudo, ensinaremos os quatro aspectos da cura, para que o seu cliente consiga o estado desejado de bem-estar.

O **Reiki Plus® Practitioner** é ensinado para acolher a graça e a recompensa de ser um instrumento de Deus no planeta Terra, conhecendo e vivendo a arte da cura, onde:

"A Luz e o Amor de Deus circundam você; a Luz e o Amor de Deus preenchem você; a Luz e o Amor de Deus se irradiam através de você. Que você, como instrumento da Luz, conheça a paz, a alegria e a arte da renúncia. Que você seja um agente de cura claro como um arco-íris; opalescente, em função dos ensinamentos do Mestre, radiante na transfiguração da energia de Cristo; humilde no serviço ao plano divino de Deus."

Os cursos **Reiki de Primeiro e Segundo Graus** de nossa Fundação são reconhecidos e co-patrocinados pela University of Iowa School of Nursing, e dão direito a certificados. Muitos outros Estados seguiram esse caminho e permitem que enfermeiros diplomados recebam certificados. As instituições que empregam enfermeiros também reembolsam os cursos do Instituto.

Para maiores informações, ver o apêndice no final deste livro. Telefone para obter mais informações sobre cursos perto de você e para encomendar nosso catálogo. Você pode obter o catálogo do *curriculum* completo do Instituto com o envio de um cheque de apenas US$5,00 para:

The **Reiki Plus® Institute**, P.O. Box 311, Celina, TN 38551, (615) 243-3712

INVOCAÇÃO DO "EU SOU"

Durante a Era de Peixes, Deus deu aos homens dois Mandamentos, para serem entendidos e incorporados à consciência:

Ama ao Senhor teu Deus com todo o teu coração,
com toda a tua alma,
com toda a tua mente.
Ama a teu próximo como a ti mesmo.

Na Era de Aquário, a humanidade precisa pôr essas leis em prática em todos os níveis de consciência para despertar a Consciência de Deus.

O despertar dessa vibração pode ser conseguido dizendo em voz alta a *Invocação do "EU SOU"*. É bom dizê-la antes da meditação, pois ela cria condições para a sintonização com o propósito pessoal neste planeta.

Para surtir pleno efeito de equilíbrio espiritual na sua Mente, Corpo e Emoções, é importante afirmar "EU SOU" com reverência. Sinta as vibrações do "EU SOU O QUE SOU" ressoando pela sua Mente, Corpo e Emoções, cada vez que você começar uma linha com o "EU SOU". Não tenha pressa. Viva a totalidade do momento. Torne-se o "EU SOU" que você é e será.

Esta prece de invocação foi canalizada em 9 de dezembro de 1982 por meio de David G. Jarrell. Não deve ser confundida com a Grande Invocação publicada por Lucis Trust a partir das obras de A. A. Bailey.

EU SOU o ponto de Luz na mente de Deus.
EU SOU a Luz que desceu à Terra
EU SOU o Amor no coração de Deus,
EU SOU o Amor que desceu ao coração da humanidade.

Que a Luz e o Amor possam jorrar
e despertar o EU SOU em toda a humanidade.

EU SOU o centro onde a Vontade de Deus é conhecida,
EU SOU o propósito que guia a Vontade dos homens,
O EU SOU estende a mão e recebe dos mestres,
O EU SOU se torna o servo dos Mestres:
e seu interior está repleto da Vontade de Deus.

EU SOU o centro da raça humana,
EU SOU o Plano de Luz e Amor
e através do EU SOU prevalecerão a Luz e o Amor.

EU SOU a Luz, o Amor e o Poder, e apenas o
EU SOU pode restaurar o Plano da Terra.

REIKI PLUS® — o poder espiritual de Deus

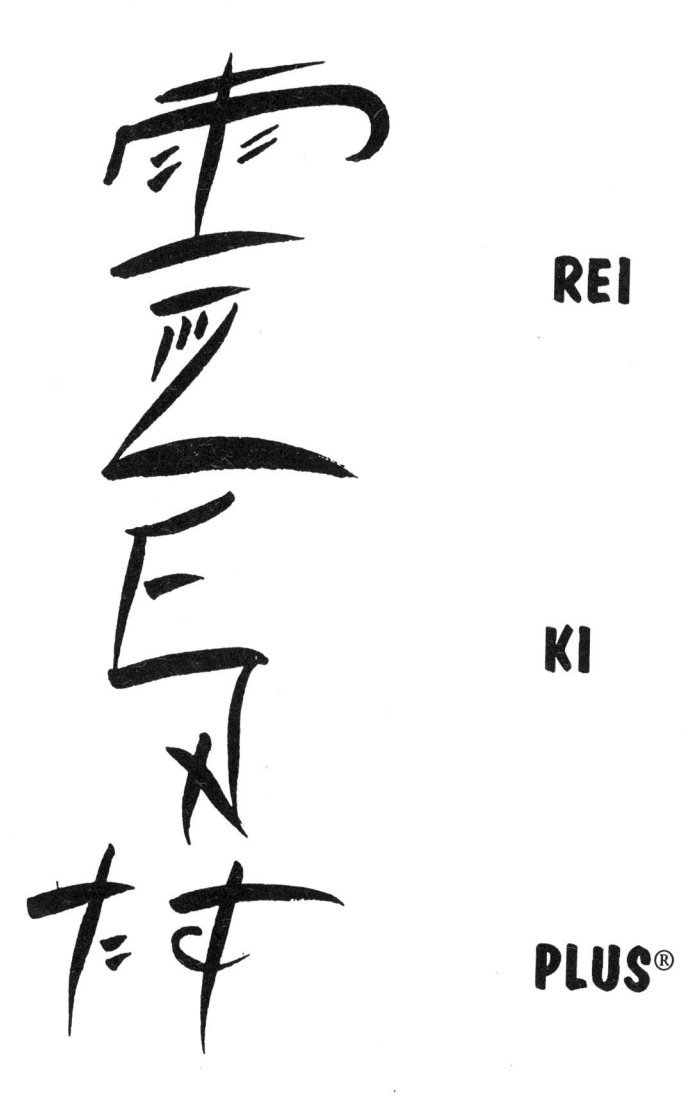

REI

KI

PLUS®

Capítulo Um

O RAIO REIKI

Reiki, ou **Reiki Plus®, não é uma religião**; é uma energia de cura vinda de Deus. Não envolve doutrinas nem credos, tampouco contradiz as Leis universais da consciência espiritual e do amor incondicional. Independentemente de onde a pessoa possa estar em algum momento de sua vida, o Reiki harmonizará e abarcará seu centro filosófico, acrescentando-lhe a Presença Divina. O Reiki desenvolve o coração, expandindo a esfera holográfica da nossa consciência de amor.

O Reiki, parte do Raio Esmeralda, é concedido e dirigido pelos Mestres Reiki em espírito. Eles dirigem a cura e a energia iniciadora do Reiki. Uma vez sintonizada com o Reiki por meio das iniciações, a pessoa estará permanentemente ligada à energia Reiki. Para "ligar" a energia Reiki, o iniciado não precisa alterar sua consciência. Basta "pensar Reiki" e deixar que a energia de Deus flua por seu intermédio, saindo pelas mãos. A meditação, a prece e a visualização efetivamente ajudam muitas pessoas a concentrar a mente consciente para abrir o Eu Superior como instrumento de cura.

O simples fato de colocar as mãos sobre si mesmo, ou sobre outra pessoa, e promover o fluxo de energia Reiki, permite que essa energia flua através da pessoa. Primeiro, ela enche o corpo do agente de cura, e em seguida flui do coração para as mãos e para quem está recebendo a cura.

A energia Reiki vem de Deus, por meio da Irmandade da Luz, dos Mestres dos Sete Raios, para a hierarquia Reiki. Para cada um dos dez níveis de iniciação humana, há Raios (faixas de determinadas cores em volta da cabeça, muitas vezes vistas por pessoas não clarividentes) pelos quais precisamos passar. As pessoas iniciadas no Raio Reiki iluminam-se e sintonizam-se rapidamente com o Quinto Raio da Verdade. Esta é uma energia de cura extremamente eficaz. É uma das poucas formas de cura que pode ser usada para a cura de si mesmo.

O Reiki **confere** à pessoa a quantidade adequada de energia necessária para equilibrar a Mente, o Corpo e as Emoções ou **retira** o excesso de energia. Ele ocasiona mudanças na estrutura química do corpo, ajudando a restaurar os músculos, os nervos, o esqueleto e a regenerar os órgãos. Proporciona a energia necessária para equilibrar e endireitar a coluna. Altera tudo o que precisa ser mudado no organismo físico e etérico.

A cura Reiki é uma forma de energia pura. Quando combinada ao sincero desejo do paciente, disposto a efetuar uma limpeza em sua consciência emocional e espiritual, ocorre uma cura completa.

Precisamos lembrar sempre que a energia do Deus-Força é neutra e espera uma autorização positiva e produtiva do paciente. O agente de cura é um instrumento da transformação e, em última análise, cabe a ele manifestar harmonia e equilíbrio em sua própria vida.

O agente de cura é um canal e não deve permitir que o seu "Ego-vontade" deseje o bem do paciente. O agente de cura precisa ser um veículo puro pelo qual flui o Raio Reiki. Isto permite que o mais elevado propósito da alma seja o resultado final da cura. Nesse caso, o desejo do ego do agente de cura não fará com que ele contraia nenhuma dívida kármica.

A cura se realiza quando o agente de cura permite que a Vontade Divina tome o lugar de sua própria vontade, e deixa que "seja feita a Tua vontade, não a minha". Dessa forma, a cura atingirá o "mais elevado propósito de alma" para o paciente, e os desejos do ego não imperarão, pelo controle e pelo medo, limitando o processo de cura. A personalidade precisa estar em total harmonia com a "Tua Vontade", o que se consegue pelo ato de renúncia à "pequena consciência do eu" e pela confiança no "Eu Deus".

Dr. Mikao Usui

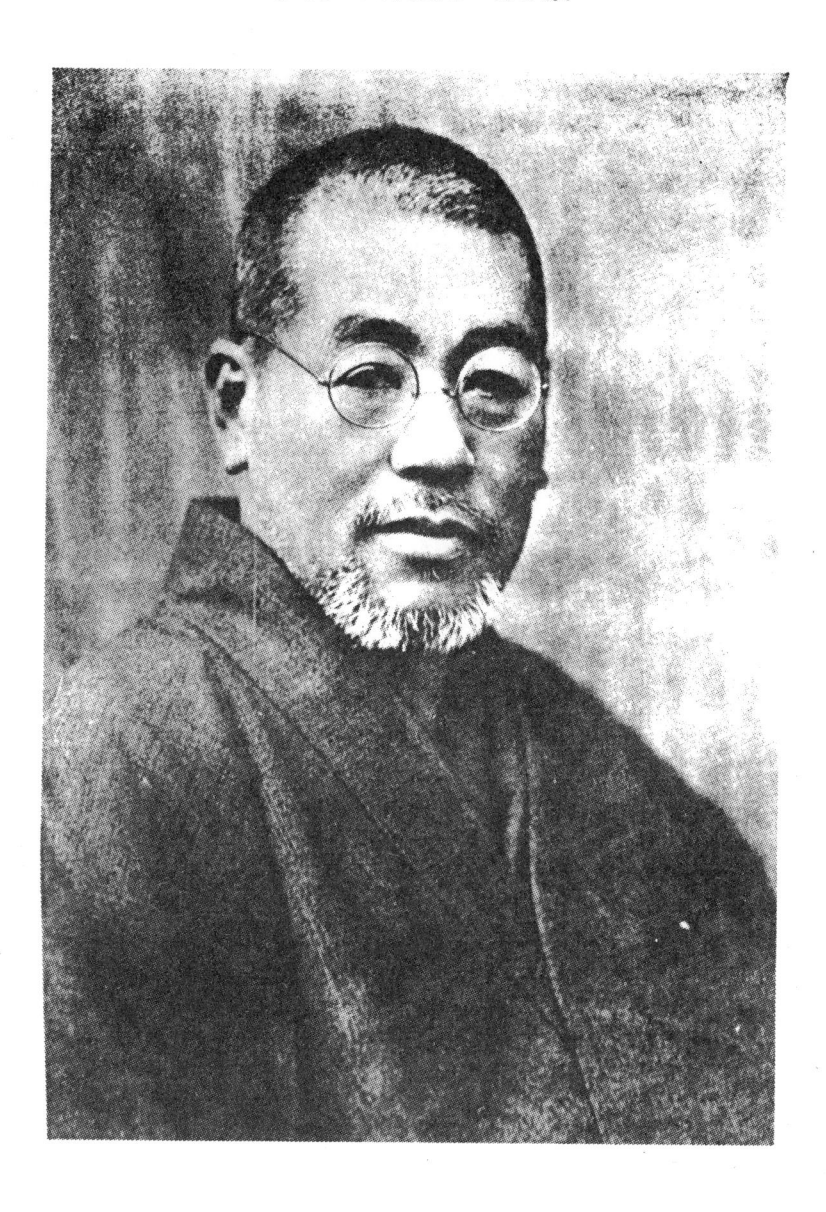

O dr. Usui dedicou sua vida ao ensino da Antiga Verdade. Sem a sua firme perseverança, talvez não tivéssemos a bênção do Raio Reiki. Sua obra de Amor pela humanidade enriquece a nossa vida. Sua dedicação como Servo da Luz continua a iluminar nosso caminho Espiritual no Reiki.

(7 de fevereiro de 1802 a 16 de outubro de 1883, datas não confirmadas)

A HISTÓRIA DE REIKI

Acredita-se que, no ano de 1822, na cidade de Kyoto, Japão, o dr. Mikao Usui, um monge budista, iniciou uma busca de 28 anos, durante a qual redescobriu como Buda curava. Antes de Jesus, Buda possuiu o dom da cura por meio do Amor Divino e do toque humano.

O dr. Usui começou sua jornada visitando membros de diversas seitas budistas e perguntando-lhes se eram capazes de executar os milagres que Buda tinha realizado: eles eram capazes de curar o corpo? Os budistas achavam que a cura do Espírito e a cura do corpo nem sempre tinham relação direta. Concentravam-se no Espírito, não no corpo. Achavam que o corpo e o Espírito eram separados, e que o Espírito é que precisava ser curado. Deixavam a cura do corpo para os médicos.

O dr. Usui finalmente foi a um mosteiro zen. Fez a mesma pergunta ao monge superior: "Os monges e sacerdotes zen sabem curar o corpo?" O monge respondeu: "Não sabem mais." A resposta deixou o dr. Usui intrigado. "O que você quer dizer com não sabem mais?" O monge zen explicou que eles tinham se concentrado a tal ponto na cura do Espírito, que se esqueceram da forma de curar o corpo.

Na opinião do monge, se fosse o destino do dr. Usui redescobrir a forma como Buda curava o corpo, ela lhe seria revelada. Assim, o dr. Usui perguntou se poderia permanecer e estudar no mosteiro zen em Kyoto. Foi aceito, como o são todas as pessoas que almejam a mestria.

Assim, com a orientação do monge zen, o dr. Usui começou a meditar, a ler os sutras, os escritos e ensinamentos de Buda. Leu a tradução japonesa durante vários anos, sem encontrar uma resposta adequada. Como tinha feito tantas vezes, voltou a pedir orientação ao monge. Este disse-lhe para meditar, pois na meditação encontraria a resposta dentro de si mesmo.

Durante as meditações, o dr. Usui recebeu a orientação de aprender chinês, e começou a ler os sutras nesse idioma. Passados alguns anos, o dr. Usui continuava sem descobrir o que ele acreditava seriam os ensinamentos essenciais ou as chaves para a cura. Novamente orientado pela meditação, o dr. Usui voltou-se para o aprendizado da língua tibetana. "O Buda (Sidarta Gautama) (563-483 a.C.) foi um príncipe da tribo Sakya, nascido em Kapila-vasto, perto da atual fronteira entre o Nepal e a Índia. Depois de sua iluminação, com a idade de 35 anos, passou 45 anos viajando e pregando no norte da Índia. Seus ensinamentos foram anotados em sânscrito e páli e introduzidos na China em 645 d.C. Um sacerdote tibetano fez a tradução do sânscrito para o tibetano." (Richard Leavitt, editor da 3ª edição, 1989.)

Em poucos anos, o dr. Usui adquiriu domínio da língua tibetana e começou a ler os ensinamentos da seita budista tibetana. Nos escritos budistas tibetanos, o dr.

Usui descobriu o que considerou a chave para a cura. Os sacerdotes tibetanos eram ensinados por meio da meditação e da canalização irradiada pela Irmandade da Luz.

* * *

Como em todos os tempos, a Verdade irradiou-se do Deus-Força para a humanidade. Muitos mestres foram os receptáculos dessa Verdade, como muitos são agora e serão nos dias vindouros. Esse conhecimento compartilhado continua a ser canalizado por aqueles que recebem e levam esses ensinamentos além do Eu.

A cura Reiki ocorre através da Irmandade da Luz. Esses mestres da Irmandade são um foco do Deus-Força. Eles receberam nomes para que a humanidade entenda suas palavras, ações e feitos. O Raio Curador, um foco da Luz Esmeralda, é chamado de o Quinto Raio, um dos Dez Raios das mensagens irradiantes de Deus para a iniciação humana. Um Mestre Tibetano Ascendido mantém o foco do Raio Reiki para a humanidade desde o começo, sendo agora assistido pelo dr. Usui.

* * *

O dr. Usui, percebendo que poderia ter encontrado a chave da cura, voltou ao monge para falar-lhe de sua animadora descoberta e pedir seu conselho. "Agora que encontrei o que estava procurando, como vou saber se é correto e, se for, como vou usá-lo?"

Através da meditação, o dr. Usui e o monge ficaram sabendo que o primeiro deveria ir para uma montanha sagrada ao norte de Kyoto, chamada Kurama-yama. Em Kurama-yama, deveria meditar e jejuar por 21 dias; durante esse período, receberia iluminação e clareza espiritual.

O dr. Usui reuniu uns poucos pertences e fez a peregrinação de Kyoto até Kurama-yama. Escalou a montanha e encontrou um local voltado para o leste. Todas as manhãs, acordava antes de o sol nascer e lançava uma das 21 pedras que tinha colocado diante do seu local de meditação, para fazer a contagem dos dias.

Todo dia, ele meditava e jejuava. No vigésimo primeiro dia, o dr. Usui acordou numa manhã escura. Era como um dia de lua nova, sem luz nenhuma brilhando nos céus antes do romper da aurora. Ao acordar, não conseguia enxergar nem a própria mão diante do rosto. Chegou até o local de meditação e pegou a última pedra. O dr. Usui rezou antes de lançá-la pela encosta da montanha. Pediu a confirmação de suas descobertas e a iluminação sobre seu uso.

Ao jogar a pedra pela encosta da montanha, apareceu uma luz bem longe, no leste. Ela começou a ficar mais brilhante e a aproximar-se mais dele. Assustado, ele quis fugir. Ouviu a si próprio dizendo: "Você procurou durante 21 anos e meditou e jejuou durante 21 dias. Pediu iluminação e confirmação, e agora quer fugir?" Assim, o dr. Usui deixou a mente descansar e disse: "Não, se esta luz é para mim, aceito a iluminação." A luz ficou muito brilhante e correu pelo céu até abrir seu terceiro olho.

Ele julgou ter morrido e subido aos céus. Nunca tinha entrado num estado de tanta euforia. Todo o seu campo de visão era um arco-íris. Saíam do arco-íris bolhas douradas, brancas, azuis e violeta. Cada uma das diferentes bolhas continha mensagens simbólicas. Uma voz disse: **"Essas são as chaves da cura; aprenda-as, não as esqueça: e não permita que se percam."**

O dr. Usui viu as bolhas e ouviu a voz... até que, finalmente, ouviu a si mesmo dizer mentalmente: "Eu as tenho; não vou me esquecer delas; não vou permitir que se percam." Em seguida, despertou e percebeu que ainda estava na Terra. Recobrando a lucidez, reuniu seus pertences e, apressadamente, começou a descer a montanha. Estava alvoroçado e energizado. Queria rever o monge e contar-lhe o acontecido.

No caminho, o dr. Usui tropeçou. Abaixou-se e tocou o dedo do pé. Empolgado, viu que no dedo do pé a dor e o sangramento pararam com muita rapidez. Percebeu que havia algo diferente na energia que vinha de suas mãos, que estavam muito quentes. Depois de curar o dedo, o dr. Usui continuou a descer a montanha. Em pouco, sentiu fome. Parou numa estalagem e pediu arroz e chá frios. O dono disse: "Oh, senhor monge, estou vendo que o senhor esteve jejuando e meditando por muitos dias. Acho que o senhor deveria comer arroz quente e tomar chá quente, para não ficar doente."

O dr. Usui agradeceu, e confirmou que queria arroz e chá frios.

Alguns instantes depois, uma moça japonesa, com um lenço que lhe cobria o rosto do queixo à cabeça, trouxe a refeição do dr. Usui. "Qual é o problema?" — perguntou o monge. Ela disse que estava com dor de dente. Estimulado pelo prodigioso alívio de sua própria dor, o dr. Usui perguntou: "Posso tentar curá-la?" A moça aceitou de bom grado. Assim, o dr. Usui colocou as mãos sobre o rosto da moça e, num curto espaço de tempo, a dor e o inchaço começaram a diminuir. Ela ficou muito feliz e se retirou para contar o fato ao pai.

Terminada sua refeição de arroz e chá frios, o dr. Usui quis pagar. Pôs a mão no bolso para pegar algumas moedas, porém o pai disse: "Obrigado, senhor monge, mas não posso aceitar o dinheiro. O senhor prestou um serviço para minha filha cujo preço não posso pagar. Por favor, aceite o alimento em troca da cura que o senhor realizou."

O dr. Usui aceitou o alimento em troca do serviço prestado na condição de canal de cura.

Continuou sua caminhada para Kyoto. Ao chegar no mosteiro, entrou para contar ao monge o que tinha acontecido. Pediu seu conselho sobre o que deveria fazer, agora que tinha recebido a chave e a energia da cura. Queria aprender mais sobre o seu uso e seu desenvolvimento. O monge aconselhou o dr. Usui a meditar.

Depois da meditação, ele foi instruído a ir para Kyoto curar os pobres. O dr. Usui achou a idéia excelente, e preparou-se para partir no dia seguinte. Estava animado com o desafio.

Durante os sete anos seguintes, o dr. Usui fez curas, do início da manhã até o fim da noite. O dr. Usui era muito disciplinado e dedicado. Curava igualmente jovens e velhos, e obteve bons resultados. Começou a entender como o Reiki fluía dele para o paciente, deixando o corpo em bom estado.

Certa tarde, o dr. Usui fez uma caminhada. Ao parar na esquina de uma rua, viu um jovem mendigo que lhe parecia muito familiar, mas pensou: "Não o conheço: não conheço nenhum mendigo dessa idade com essa aparência!"

Finalmente, o dr. Usui perguntou se o mendigo o conhecia, e o homem disse: "É claro, dr. Usui, eu o conheço. Não se lembra de mim? Sou uma das primeiras pessoas que o senhor curou."

O dr. Usui disse: "Eu o curei e você continua sendo mendigo?"

O homem olhou novamente para o dr. Usui e disse: "Oh, dr. Usui, sim, eu fiz exatamente o que o senhor me disse. Fui ao templo para receber um nome, fui para a sociedade e comecei a enfrentar meu karma, fazendo exatamente como o senhor mandou. Até mesmo consegui um emprego e logo me casei, mas a responsabilidade era demais. Por isso, decidi que preferia ser mendigo. Assim, não tenho de ser responsável nem por mim mesmo."

O dr. Usui deu as costas, sem continuar com a conversa, e voltou ao seu quarto. Reuniu seus pertences e deu início à viagem de volta ao mosteiro. Lá entrando, foi saudado em Espírito pelos mestres que o tinham saudado na Kurama-yama, e que o fizeram compreender dois conceitos muito importantes: a cura do Espírito e a responsabilidade do paciente no processo de cura. O dr. Usui percebeu que tinha feito o contrário dos budistas, concentrando-se em curar o corpo, e não o Espírito. Nessa ocasião, recebeu dos Mestres em Espírito os **Cinco Princípios Espirituais do Reiki**.

Os Cinco Princípios Espirituais provocaram mudanças significativas nas curas posteriormente realizadas pelo dr. Usui. Ele percebeu que estava curando sem exigir que o paciente assumisse nenhuma **responsabilidade**. Além disso, não estava havendo um **intercâmbio de energia em função dos serviços prestados**. Os novos ensinamentos forneceram conceitos Espirituais a serem integrados ao aspecto físico da energia Reiki.

* * *

O dr. Usui percebeu que vivenciar esses Princípios Espirituais efetuaria mudanças em sua vida e na cura dos outros. Notou como a energia do agente de cura (campo áurico) influencia os corpos etéricos (as verdadeiras localizações dos chakras) do paciente. Essa energia sutil, além de alterar a consciência do paciente, era acompanhada pela cura do corpo físico.

O dr. Usui também aprendeu que, quando o agente de cura Reiki se desenvolve pela aplicação diária dos Princípios Espirituais, a essência destes se manifesta em todos os níveis da vida. A forma como a pessoa age, reage, entende e aconselha a si mesma e aos outros muda, passando do "Poder-do-eu-ego" para a Vontade Divina da consciência do "EU SOU".

Esse desenvolvimento criou, e ainda cria, transformações de consciência, pois o Reiki vem do coração. É só por meio do coração que se pode conhecer a plenitude da vida. O coração é a porta do Amor do Eu, o Cristo e o Deus interior, e o transbordamento do Amor Divino. Com a abundância da presença amorosa e complementar de Deus, podemos amar nossos irmãos e irmãs e chegar a conhecer o verdadeiro significado do Amor Incondicional.

* * *

Daí em diante, o dr. Usui ensinou o Reiki por todas as ilhas do Japão até falecer, por volta de 1883. De 1850 até 1883, o dr. Usui reuniu um grupo de 16 professores.

Antes de falecer, pediu ao dr. Hayashi que fizesse o necessário para a preservação dos ensinamentos.

O dr. Hayashi deu prosseguimento à obra fundando a primeira clínica Reiki em Tóquio. Para assegurar que o Reiki sobrevivesse à Segunda Grande Guerra, que era iminente, decidiu treinar duas mulheres. Essa atitude foi ditada por sua sabedoria interior, pois ele achava que a maioria dos homens seria convocada para servir a seu país.

O dr. Hayashi tinha tomado a decisão correta. Felizmente, as duas mulheres, Hawayo Takata e outra japonesa, sobreviveram à guerra. Por intermédio de Takata, que morava no Havaí, os ensinamentos do Reiki propagaram-se para os Estados Unidos e Canadá. A outra professora permaneceu no Japão.

Takata, uma Mestra Reiki, transmitiu seus dons de Reiki a muitos alunos, alguns dos quais foram iniciados como Mestres. Takata faleceu em 11 de dezembro de 1980. Como era costume, ela não designou nenhum de seus alunos/Mestres como encarregados dos Ensinamentos Reiki, sabendo que cada um seguiria seu próprio coração.

Muitos Mestres Reiki ampliaram o método, acrescentando suas próprias áreas de especialização à técnica básica Reiki. Com a incorporação de ensinamentos metafísicos, esotéricos, espirituais e holísticos, eles visavam enriquecer o treinamento do aluno. A orientação Reiki é, e continuará sendo, a de abarcar a esfera ilimitada da sintonia microcosmo-macrocosmo na cura, sem deixar de examinar nem de investigar nenhum método proveitoso para o bem-estar da humanidade. A cura deve valer-se dos infinitos recursos de Deus. A humanidade é o instrumento de co-criação do universo, por meio da qual Deus canaliza a inspiração para a criação dos divinos processos de cura.

Em última análise, o bem-estar é o Espírito na carne saturado do Sopro Divino, que assume total responsabilidade pelas escolhas do livre-arbítrio. Esta é a meta dos ensinamentos do dr. Usui, e também a meta deste autor.

O autor, fundador do Instituto **Reiki Plus**® e da modalidade Cura Natural de **Reiki Plus**®, é o 24º Mestre Reiki da linhagem dos Mestres, tendo estudado com Virginia Samdahl do Primeiro Grau até o Mestrado. Ao término da formação de mestrado, o autor viu-se em conflito filosófico com sua professora, e por isso sua iniciação como Mestre fez-se com Barbara McCullough em 5 de agosto de 1981, e posteriormente com Phyllis Furumoto, neta de Takata, no mês de novembro de 1981.

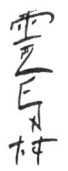 OS CINCO PRINCÍPIOS ESPIRITUAIS DO **Reiki Plus**®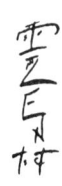

SÓ POR HOJE, TEREI CONFIANÇA

Todas as coisas acontecem de acordo com o plano Divino e Universal. Se minha mente está sintonizada, meu objetivo será o mais elevado "propósito da alma". Nesse caso, reunirei meus pensamentos e colherei minha iluminação do dia-a-dia. Saberei que a preocupação interfere na medida em que cria um raciocínio ilógico por meio de padrões de pensamentos dedutivos irracionais, que limitam e me apartam da consciência de que "EU SOU" Cristo. Aceitarei a voz interior e o potencial ilimitado da minha Presença de Deus, que aguarda meu despertar para o reconhecimento da unidade. Portanto, não vou interferir com a regulagem do tempo universal; vou sintonizar-me com a sincronicidade dos acontecimentos; estarei disposto a ouvir a voz interior da Presença de Deus; e, então, saberei que não há necessidade de me preocupar.

Se estivermos conscientes de tudo aquilo por que precisamos estar gratos, não teremos tempo de nos preocupar com o que não temos.

"Só por hoje." Hoje é o momento presente e é o futuro. Se vivemos hoje sem preocupação, o amanhã será transformado na paz de nossa Divindade.

Preocupar-se é estar inseguro do papel de Deus em nossa vida; é não confiar que todas as coisas acontecem de acordo com um Propósito Divino. Chegaremos a um estado mais elevado de percepção e de iluminação quando nos rendermos ao nosso Plano Divino.

Quando outra pessoa entra no nosso caminho, de noite ou de dia, foi Deus que a enviou. Deus sabe que podemos ajudar essa pessoa, ouvi-la com amor ou aprender alguma coisa com essa experiência.

A preocupação só faz impedir a sintonia e a percepção de nosso propósito neste planeta. Ela nos mantém à parte do fluxo de EU SOU PRESENÇA. Todos os atos são Divinos e nos levam mais perto da Luz. Reconheça que você tem a oportunidade de crescimento, de percepção, de amor e de compaixão.

SÓ POR HOJE, FAREI MEU TRABALHO HONESTAMENTE

Sinto amor por mim mesmo o bastante para perceber que tudo o que faço afeta outras pessoas. Se eu não trabalhar usando o máximo do meu potencial, não estarei sendo honesto comigo nem com a sociedade. Não sou uma entidade isolada que vive num mundo microcósmico separado. "EU SOU" uma parte de todas as partes. A forma como me vejo reflete minha alegria em ser uma parte da soma, a totalidade de tudo; e assim, ser honesto comigo mesmo é amar a mim mesmo o bastante para fazer aos outros o que desejo que eles me façam.

Fazer seu trabalho honestamente significa ser fiel ao Deus-Eu. Estar em sintonia com o que você faz gera harmonia; gerar harmonia permite que você faça o que é produtivo para a sociedade, para você e para toda a criação de Deus. Portanto, honestidade é harmonia com o propósito do Plano Divino do planeta Terra.

Somos todos uma partícula de Luz da mesma Fonte. O que pensamos e a forma como trabalhamos afetam diretamente todos os níveis do Cosmos. Fazemos parte de um todo Maior. A concretização do Plano Divino só acontece quando irradiamos energia construtiva e amorosa.

Num nível mais íntimo, a forma como você desempenha suas tarefas diárias afeta diretamente os objetivos globais da empresa que o emprega ou da organização que você concordou em apoiar. A Lei do Karma é: "O que plantarmos haveremos de colher." Se plantamos energia positiva, produtiva, amorosa, recebemos de volta, decuplicada ou mais, a mesma energia. Se emitirmos energia negativa, colhemos decuplicada, ou mais, essa energia negativa. Nosso estado de harmonia ou desarmonia afeta diretamente todas as situações de nossa vida. Assim, torne sua existência saudável, fazendo seu trabalho com honestidade.

A cada momento do dia, Deus nos proporciona lições que podem ser vistas como obstáculos. Podemos usar essas lições para aprender a equilibrar nossas necessidades e desejos físicos, visando atingir um estado de maior sintonia espiritual. Para chegar ao equilíbrio, precisamos ter os pés na terra, a cabeça no Céu e os braços abertos. Quando esse conceito estiver implantado em nossa mente consciente, poderemos cuidar de manter um estado terreno e espiritual de equilíbrio e harmonia. Os obstáculos não são problemas; são oportunidades de trabalhar em prol de uma maneira espiritual de viver. Ser espiritual é ser consciente das necessidades do Eu e das necessidades dos outros. Para ter consciência das próprias necessidades é preciso, em primeiro lugar, amar a si próprio. Se não amarmos a nós próprios, não poderemos começar a amar a Deus e a sentir o Divino Amor de Deus. Só podemos amar ao outro no grau em que amamos a nós mesmos, que é o grau em que reconhecemos Deus dentro de nós, feitos à imagem divina, contendo o mesmo potencial, desejosos de manifestá-lo na vida cotidiana.

Como a maioria das pessoas ainda não percebeu a diferença entre verdade e ilusão, elas vêem a existência pelos olhos da consciência limitada, ignorando a relação micro-macrocósmica da humanidade. O amor é a chave para tornar-se cônscio de níveis superiores de consciência. É difícil acreditar que viemos ao planeta Terra simplesmente para viver e morrer sem razão. O Plano Divino de Deus para a humanidade neste planeta é expandir nossa essência espiritual ao longo do caminho cuja meta é a perfeição.

É importante perceber que as tarefas da vida são as lições que ainda não foram aprendidas. Dominar essas lições advém do esforço honesto em entender claramente o que está envolvido na conclusão e na conquista de cada um dos níveis de desenvolvimento. Precisamos estar dispostos a saltar para o centro da chama e deixar que o Fogo da Iniciação nos consuma. Transformaremos, então, a lição kármica, o "futuro sempre presente", chegando ao estado da mestria. A vida é um processo simples; a personalidade humana (eu-egoísmo) fez dela uma complexa Maia de dicotomias intelectuais. Será que Maia contrapõe a ilusão da realidade à realidade da ilusão? Para maiores informações, ver *Ponder on This* [Pense nisso], publicado por Lucis Trust sobre as obras do Mestre Dywhal Khul e de Alice A. Bailey.

SÓ POR HOJE, ACEITAREI MINHAS MUITAS BÊNÇÃOS

Vou me considerar **digno de receber** tudo o que Deus tem a me oferecer; sentirei por mim amor o suficiente para receber, sem restrições, as dádivas divinas de Deus; criarei a auto-imagem da valorização, da união em vez da separação, como parte de um todo, merecedor de todas as dádivas. Vou reconhecer que as dádivas de Deus muitas vezes ocorrem por meio de fontes humanas, e portanto verei Deus em todos os homens. Vou utilizar essas bênçãos criativamente em benefício da humanidade, e não apenas em meu benefício. Desenvolverei a presença de Deus por meio da Consciência de Cristo em todos os meus atos, a fim de conhecer o Eu perfeito espiritual superior tornado manifesto no nível da personalidade humana da minha existência. Reagirei à dádiva divina da criatividade como meu propósito de vida, sem me desvalorizar. Tornar-me-ei um instrumento da prosperidade de Deus; uma Luz, brilhando para ser vista pelo mundo, e demonstrarei gratidão por minhas muitas bênçãos.

A chave da criatividade é a capacidade de visualizar. Se você conseguir imaginar que alguma coisa está acontecendo, ela acontecerá. É assim que se direciona a energia do estado visual para o estado da realidade, acreditando que vai acontecer, e dando graças a Deus pelas Suas bênçãos que nos ajudam a criar. O que você pensa É, pois se transforma na sua realidade.

Também precisamos estar cientes das incontáveis dádivas que Deus nos concedeu. Olhe à sua volta. Olhe em seu interior. Você é um instrumento mágico da Criação Divina. Somos a Sua Luz neste planeta e ele nos oferece a oportunidade de crescer interiormente em Sua Luz e bênçãos. Tudo o que Ele pede é que sejamos verdadeiros ao pedir; ser verdadeiro consigo próprio é ser verdadeiro para com Deus. Muitas pessoas acham que têm muito pouco, ou nada, para agradecer. É importante saber o que você está solicitando ao fazer seu pedido. Analisaremos essa situação com relação ao trabalho, ao sucesso e à boa remuneração profissional.

Muitas pessoas dizem: "Quero um emprego que seja bem-remunerado." Em vez disso, diga: "Quero um emprego que me dê a possibilidade de exercer criativamente minhas capacidades, quero harmonia no ambiente de trabalho com as pessoas, quero expressar a mim mesmo, contentar-me, sentir que estou em sintonia, e quero um emprego que proporcione uma remuneração adequada como recompensa pela energia despendida."

Quando você entender claramente o que pretende, sentirá as bênçãos em troca de seu esforço em atingir sua meta. Lembre-se de que sempre recebemos o que pedimos, portanto, tenha certeza de realmente saber o que está pedindo a Deus e que está realmente disposto a cumprir o que pediu.

SÓ POR HOJE, FICAREI EM PAZ

Não permitirei que meu ego seja afetado pelos meus desejos e expectativas. Se eu deixar que meu ego atrapalhe, não terei percebido que a situação é um espelho, um reflexo de causa e efeito criado por mim.

Ceder à raiva é desejar o controle. É a falta de disposição em ver aquilo de que não gosto em mim. A raiva só serve para limitar a percepção, e gera infelicidade capaz de levar a aflições físicas e emocionais.

Quando não estamos com raiva, entendemos a sincronização da "ação recíproca", de receber o que damos. Outras pessoas envolvidas na ação recíproca sincronística também estão ali para aprender, mesmo que não sejam a causa de nossa raiva emocional desequilibrada. A raiva apenas limita o desenvolvimento, a compreensão e a percepção que podem ser obtidos com a "ação recíproca". Para provocar a mudança, o "eu" ("com teus olhos verás") precisa estar disposto a ver e ouvir os atos do ego. A raiva é a energia da força vital voltada para um processo de improdutividade não-criativa. Assim, quando você sentir a emoção da raiva (mágoa), pare! Em seguida, diga, com sinceridade e determinação: "Obrigado, Deus, pela oportunidade dessa percepção (inclua a sua emoção), pois agora posso dominar essa emoção." Quando se permite **render-se** ao mais elevado propósito da alma por trás de cada acontecimento de sua vida, você dá um salto importante em percepção. Você experimenta a sua consciência superior, o seu **"Olho"** que vê o Eu Espiritual.

A energia é a essência da vida. A energia maldirecionada, como a raiva, é recebida pelas pessoas, pelos recintos, pelo alimento, e por todos as formas vivas do ambiente. Ela precisa ser transformada num estado de harmonia, caso contrário afetará qualquer pessoa que entre nesse recinto contaminado ou coma o alimento contaminado.

Se você entrar num ambiente de desarmonia, ou se encontrar uma pessoa com raiva, não "compre" esse estado de desarmonia. O "efeito-espelho" é um instrumento muito eficaz, "um sorriso cria um sorriso, o amor irradia amor de volta". A escolha de vida é sua. Sentir o detonador interno de emoções que lança centelhas de raiva é normal. Ainda somos humanos e ainda estamos aprendendo a nos libertar do controle de nossas emoções físicas/mentais. Persistir na raiva é ser incapaz de elevar-se até a consciência do "EU SOU" e libertar-se das emoções, dos desejos e da vontade de fazer as coisas "à minha moda".

Uma técnica muito eficaz para não reagir à energia negativa do ambiente ou de outra pessoa é tocar com a língua algum ponto na boca e pressioná-lo. Pressione levemente a ponta da língua contra a parte central do céu da boca, cerca de um cm atrás dos dentes. Isso equilibra os hemisférios esquerdo e direito do cérebro. Equilibra você. Você irradiará energia amorosa, sorrirá, e será incapaz de dizer palavras indesejáveis (enquanto a língua estiver tocando o céu da boca, é claro). Enquanto você estiver irradiando essa energia de amor, pense nas cores branco-dourado e rosa. Branco-dourado é a cor do Eu-Cristo e rosa é a cor do Amor Universal. Sinta essas cores e sua energia harmoniosa irradiando-se em você, envolvendo-o, e depois penetrando a aura da outra pessoa. Isto vai transformar a energia em paz, harmonia, alegria e amor. As outras pessoas dentro do seu campo áurico (energético) também vão sentir essa cura. Lembre-se, você tem a oportunidade constante de curar o ambiente, de viver em paz amorosa com toda a criação. Isso é um desafio, é a nossa meta como seres humanos.

SÓ POR HOJE, RESPEITAREI O DIREITO
DE TODAS AS FORMAS DE VIDA

Tudo o que compõe o planeta Terra — água, ar, flora, fauna, solo, pessoas, criações humanas — foi criado por Deus. A humanidade não cria, a não ser através da inspiração de Deus, e, contudo, aceitamos continuar inconscientes do Divino Plano de Harmonia de Deus.

É nesse momento da evolução da humanidade que as pessoas, individualmente e em conjunto, precisam deixar de tolerar o separatismo. Somos a energia coletiva de uma única Fonte e, quando desrespeitamos os outros, causamos danos a eles, causamos danos ao planeta e ficamos inconscientes da harmonia natural que aqui se instaurou pelas forças criativas de Deus.

A humanidade recebeu tudo de que precisa para viver em harmonia, respeito, amor e unidade. No entanto, até aprendermos a amar uns aos outros, não podemos esperar estar em harmonia e em conformidade com o Plano Divino de Deus para o planeta. Nossa tecnologia de era espacial nos proporciona novos e criativos meios de nos ligarmos a nossos vizinhos; temos em comum modernas formas de vida, de pensamento e de entendimento. Contudo, a maior parte do mundo ainda não aprendeu a "reservar algum tempo para apreciar as flores". A maior parte da humanidade não está harmoniosa e amorosamente ligada à Mãe-Terra, caso contrário não a trataria tão brutalmente.

A Mãe-Terra é uma criação de Deus que vive e respira. Ela está ligada à humanidade assim como a humanidade está ligada à Terra. Não podemos desfigurá-la, nem a nossos semelhantes, sem sofrer as conseqüências de nossos atos inconscientes. Assim vamos nos tornar cientes das necessidades da Mãe-Terra e das necessidades da humanidade, respeitando e amando. Ao crescer e entender, vamos ser gentis, bondosos e ter consideração por todas as criações de Deus.

O respeito pela vida é o respeito pela divina sabedoria e o divino amor inerentes a todas as criaturas do Deus-Força. Todas as formas de matéria irradiam som e luz. Nosso objetivo é nos tornarmos cientes do fato de que todas as criaturas provêm da mesma essência. Deus criou, de sua fonte eterna de Luz, um elo entre todas as criaturas viventes, "humanas" ou "não-humanas", "físicas" ou "não-físicas", "inteligentes" ou "sem inteligência", possuidoras ou não de uma "alma". Esses termos são tentativas inadequadas de definir o que as pessoas vêem com os olhos físicos e os aparelhos de medição científica. O fato de a humanidade atribuir valores à escala da evolução não tem significado real. Somos todos feitos e oriundos da mesma fonte — o Deus-Força. Somos Luz.

É da Luz que a harmonia se manifesta num *continuum* constante. É quando a humanidade ultrapassa a personalidade humana inferior e atinge o Eu espiritual superior que tem início a compreensão da mútua relação exotérica no mar de vastidão esotérica. É quando se rompe a fronteira que a consciência leva ao coração a iluminação da Luz. Então, a Consciência do Amor de Cristo começa a emanar. Ela desperta o Centro do Amor. Quando o amor flui do Coração, para o Eu e os outros universalmente, a humanidade começa a respeitar o direito de todas as formas de vida: o planeta Terra, a água, as árvores, o ar, os animais e os outros seres humanos.

Os DOIS PRECEITOS DO Reiki Plus®

Primeiro Preceito: O candidato à cura precisa **pedir** para ser curado.

Precisamos "pedir" a cura, e, ao "pedir", nos desenvolvemos no nível da garganta. Vocalizamos e ouvimos nossa voz dizer: "Quero sair de onde estou; quero mudar meu estado de existência." Ao pedir, estamos enunciando uma decisão consciente de nos envolvermos. O candidato à cura é, na verdade, seu agente de cura. O "agente de cura" não passa de um canal pelo qual flui a energia do Reiki.

Segundo Preceito: Uma troca equânime pelo serviço prestado.

É preciso haver uma troca de energia pelos serviços, não pela cura. A energia de cura pertence ao Universo, a Deus. No entanto, é preciso haver uma troca criativa entre o receptor, o candidato à cura, e a pessoa cujo tempo e serviços estão sendo oferecidos para equilibrar e curar. A troca de energia pode ser qualquer coisa, desde a forma armazenada de energia a que chamamos dinheiro, até uma troca de serviços entre o paciente e o agente de cura. Muitas vezes curamos entes queridos e membros de nossa família. Sempre ocorre uma troca, na qual uma pessoa faz sistematicamente algo pela outra, portanto está havendo troca de energia.

Os praticantes do Reiki que oferecem serviços profissionais de cura estipulam suas taxas. As taxas atribuem um valor ao serviço, que é considerado uma realidade concreta no pensamento da humanidade. O bem-estar, da mesma forma, tem um valor, e em última análise reflete a sensação de valor e amor-próprio das pessoas que procuram modificar seu estado de saúde.

O **Reiki Plus**® adota os Cinco Princípios Espirituais e os Dois Preceitos de cura porque eles estão de acordo com as Leis do Universo. Se forem devidamente aplicados, ocorrerá uma cura completa da Mente, do Corpo e das Emoções. Eles exigem que a pessoa que busca ajuda assuma a responsabilidade por sua própria vida.

Lembre-se, somos pessoas e estamos ligados à Fonte. Somos as pessoas que representam a carga da bateria e os que consertam os alternadores, que prestam serviço àqueles que perderam a ligação com o Divino Fluxo do Amor Curador de Deus. Nosso tempo tem um valor de troca. Violar esse princípio de troca, consagrado pelo tempo, acaba resultando em curas incompletas ou ineficazes.

A compaixão e o amor incondicional mantêm a pessoa (o paciente) num estado de perfeição. O grau de responsabilidade que o paciente assume determina o estado de bem-estar que ele atingirá. Não permita que o paciente seja irresponsável, caso contrário você violará um preceito essencial da Cura Natural **Reiki Plus**®.

A simpatia, por outro lado, mantém a pessoa num estado de Imperfeição, em que ela é seu próprio limite. Portanto, esclareça os seus motivos. Se você deseja ver a cura divina de Deus fluir por seu intermédio como Reiki, seja fiel aos princípios, consagrados pelo tempo, do **Reiki Plus**®.

Faça com que o paciente se conscientize de que faz parte do processo de cura, que você sozinho não é o agente de cura, mas que ele, o Paciente, é, em última análise, o Agente de Cura. Sua disposição em abrir mão do medo e tornar-se "digno de receber as muitas bênçãos de Deus" abre o caminho.

AS INICIAÇÕES

As iniciações são necessárias para ligar alguém à energia Reiki. Há quatro iniciações para sintonia permanente com os chakras superiores. As suas iniciações nas vibrações do **Reiki Plus**® são diferentes das iniciações dadas por Mestres Reiki de outros Sistemas Reiki. As suas iniciações são uma combinação da energia dos Mestres Reiki Ascendidos e daquela de Mestres Ascendidos selecionados da Irmandade da Luz, que trabalham, todos eles, apenas na Divina Luz de Cristo do Pai.

Os detalhes específicos sobre as iniciações dadas pelos Mestres do **Reiki Plus**® não são divulgadas para o público. Um Mestre do sistema **Reiki Plus**® de Cura Natural é instruído a reter essa informação mística, pois ela é equiparada por nós aos Sagrados e Místicos Ritos do Sacramento, e só é dada ao Iniciado depois de concluída sua iniciação ao Mestrado.

A Primeira Iniciação sintoniza os dois chakras do coração:
o coração físico (o Quarto Chakra) e o coração etérico (o Oitavo Chakra).

A Segunda Iniciação é para a Garganta (o Quinto Chakra). Ela abre o caminho para os centros superiores de consciência.
A garganta e a glândula tireóide são o corpo mental.

A Terceira Iniciação é para o Terceiro Olho (o Sexto Chakra), a glândula pituitária — o centro da consciência superior.

A Quarta Iniciação é para o Chakra da Coroa (o Sétimo Chakra), a glândula pineal; é a sintonia com a vibração espiritual do centro da consciência de Cristo.

Depois de sintonizada com o Raio Reiki, a pessoa nunca mais o perde. No entanto, sua energia pode ser bloqueada por alguém que rejeite sua própria divindade. O Reiki não pode ser perdido, não pode ser transferido, só pode ser adquirido pela iniciação por um professor que tenha sido formado e iniciado com os símbolos de poder fornecidos pelo próprio dr. Usui.

Cabe mencionar aqui o que um garoto de 9 anos disse, quando sua mãe lhe perguntou: "Por que você quer ser iniciado no Reiki?" ... "porque ter as iniciações é como se Deus desbloqueasse os meus dedos, para a Sua energia poder fluir mais plenamente..."

OS TRÊS GRAUS DAS INICIAÇÕES Reiki Plus®

Há Três Graus e Quatro Níveis no sistema de Cura Natural **Reiki Plus**®. Cada um ativa uma determinada e única irradiação de energia a ser usada para um fim específico de cura ou Ensino.

Cada Nível de Iniciação leva o aluno a uma transformação de consciência, incitando-o a se desenvolver e a ampliar sua ânsia de visão espiritual, a vivenciar uma introspecção mais elucidativa, e a aumentar sua espiral expansiva de consciência.

PRIMEIRO GRAU: Nível Um

Esse grau é uma sintonia permanente com o Raio Reiki. A Iniciação permite que a pessoa canalize o Reiki para curar-se a si mesma e aos outros. Não é preciso nenhuma invocação especial nem alteração do processo de pensamento para "ligar" o fluxo de Reiki. O simples fato de colocar as mãos e abrir o coração ao amor gera automaticamente a energia.

O Primeiro Grau é o fundamento de todos os Graus e precisa ser totalmente dominado antes que a pessoa possa se considerar pronta para o grau seguinte. O autor habitualmente exige que o aluno utilize ativamente o Primeiro Grau durante pelo menos três meses, ou até por mais tempo, antes de passar ao Grau seguinte, pois a passagem muito rápida do Primeiro para o Segundo Grau não dá à pessoa condições de ter plena compreensão nem de captar os diferentes níveis de energia. É preciso esperar até que a compreensão intelectual comece a integrar-se com a compreensão senciente das mãos, até que a mente e as mãos fiquem conscientemente sintonizadas e cientes do que estão pensando e sentindo quando tocam o corpo.

SEGUNDO GRAU: Nível Dois

O Segundo Grau exige mais Iniciações para sintonia com as Chaves de poder utilizadas neste nível. O aluno recebe treinamento no uso adequado das Chaves do Segundo Grau, que proporcionam um aumento do poder do Raio Reiki. Esse grau inclui técnicas para Ausência (cura a distância) e cura mental-emocional.

No Segundo Grau do sistema **Reiki Plus**®, o aluno se exercita ainda mais numa técnica para ter acesso ao inconsciente coletivo do paciente. A modalidade de Cura **Reiki Psicoterapêutica**[sm] é um processo singular que permite ao agente de cura levar o paciente a um nível onde a percepção deste pode realizar a transformação do karma. A capacidade de cura do praticante é intensificada a tal ponto que não nos é dado descrevê-la aqui.

TERCEIRO GRAU: Nível Três — Praticante de Terceiro Grau

Desde dezembro de 1985, a Iniciação de Terceiro Grau foi dividida em dois Níveis. A princípio, ela era um Nível de Mestrado; no entanto, sua divisão permite que o Praticante que deseje aumentar seu poder de cura canalize o nível de energia do praticante de **Reiki Plus**® de Terceiro Grau. Este Nível de Energia não é o mesmo do Mestrado **Reiki Plus**®; contudo, a Iniciação do Praticante no Terceiro Grau é extremamente eficaz. Ela leva a pessoa a outro nível de consciência. Os praticantes são incentivados a continuar o Programa de Certificação do Praticante Profissional.

Nível Quatro: Mestrado **Reiki Plus**®

Este grau indica o nível de Mestrado **Reiki** e, possivelmente, de professor do Sistema de Cura Natural **Reiki Plus**®.

Conforme orientações dos Mestres Reiki em Espírito, a política do autor para o treinamento de alunos com potencial para chegar a este Nível de Iniciação é a seguinte: os alunos devem estar de tal forma sintonizados com o Sistema de Cura Natural Reiki, que não haja dúvida no Coração, na Mente e no Espírito de David, de que o propósito legítimo e o destino dos alunos é o de se tornarem mestres Reiki para toda a vida.

O Candidato a Mestre tem de estar no estágio de conclusão do Programa de Praticantes Avançados do Instituto de **Reiki Plus**®, e ser Ministro da Igreja Pyramids of Light. Para chegar ao mestrado, o candidato tem de passar com êxito por todas as etapas deste amplo treinamento. O programa do candidato é de caráter tutelar; ele viaja com o Mestre pagando as próprias despesas, durante ao menos cinco (5) classes Reiki. Enquanto isso, ajudará no ensino de todas as fases das práticas e matérias das aulas. Também ajudará nas sessões de cura a fim de aprender as técnicas do professor. Também se exige que dê ao menos duas aulas de Reiki a fim de entender o que é ser um professor.

Ao completar este treinamento, o Candidato será iniciado por David G. Jarrell, único Mestre de Iniciação em Mestrado do **Reiki Plus**®. As cláusulas do Contrato de aprovação de Candidatos a Mestre apresentam requisitos que fundamentam os objetivos dos alunos que estão se desenvolvendo no R.P.I. e lhes dão a possibilidade de obter do corpo docente do RPI, o Certificado de Praticante Profissional.

OS VINTE E UM DIAS DE INICIAÇÃO

Os vinte e um dias de Iniciação compreendem três ciclos pelos chakras de cada um dos três níveis do Coração. Isto foi cabalmente descrito no Capítulo "Eu-Tu-Divino", uma progressão ao longo da espiral da vida através dos Raios, em relação aos níveis do Coração. Esta parte elucidará outro ângulo, ou seja, como o crescimento pode ser iniciado com mais força.

Sabemos que entramos em cada um dos níveis de Iniciação de energia Reiki no Chakra do Coração; e que cada uma das iniciações diárias no Reiki nos leva do Quarto até o Oitavo Chakra. Entretanto, esta é apenas uma pequena parte do processo, já que ainda resta promover o equilíbrio total dos chakras pela energia do **Reiki Plus**®.

Primeiro, os chakras contrabalançam-se entre si durante os vinte e um dias desde o dia e a hora da primeira iniciação. Isto significa que cada dia é contado a partir do momento da primeira iniciação. Enquanto ocorre esse contrabalanceamento, verifica-se também outra sobreposição de refinamento de energia, o ciclo dos três níveis do Coração.

Quando as iniciações começam a equilibrar as energias do corpo, há um equilíbrio das emoções e da percepção espiritual. O que se pode esperar, então, é um processo total e profundo de ver, sentir e projetar a si mesmo, depois da admissão ao **Reiki Plus**®. O que e de que forma você pode ter pensado antes de começar o **Reiki Plus**® começará a modificar-se, pois o Reiki representa um caminho para a expansão da consciência. O grau de expansão depende inteiramente do emprego do **Reiki Plus**® em todas as áreas da sua vida. O **Reiki Plus**® não se limita à cura do corpo; ele serve para estimular a criatividade em todos os níveis: a música, a arte, a escrita, a criação dos filhos, a lucidez, a visão, a audição e integração desses sentidos nas faculdades mais sutis.

Enquanto os chakras contrabalançam-se mutuamente, ocorre outra importante função: a sintonia dos chakras superiores com os correspondentes chakras inferiores numa vibração mais elevada e mais refinada, o que propicia uma nova ressonância harmônica para começar a abrir as suas oitavas superiores de expressão. É uma unificação dos chakras.

A espiral ascendente dos chakras está diretamente sintonizada com o Eu-Tu-Divino, no entanto, apenas por vinte e um dias. Considerando que este é um ciclo curto, você permanecerá em cada chakra durante vinte e quatro horas e em seguida ascenderá ao chakra seguinte. O Chakra da Raiz é o ponto inicial de cada ciclo, e o Chakra da Coroa é o ponto de conclusão. Cada ciclo é repetido três vezes em seguida, e cada um funciona de forma exclusiva em cada um dos níveis do Coração.

Os três ciclos pelos chakras proporcionam uma visão em profundidade dos estados em que você se encontrava, e dão início à eliminação de atitudes, de sentimentos e de conceitos indesejáveis. Cada etapa é peculiar a cada pessoa, que, ao fazer as Iniciações do **Reiki Plus**®, passa por um estágio particular de desenvolvimento.

Você terá a oportunidade de discernir mais claramente os obstáculos que você mesmo criou na sua vida. Naturalmente, cabe a você decidir se deseja alterar os antigos padrões de comportamento ou conservá-los. É claro que persistir nos mesmos padrões não permitirá expansão nenhuma de sua consciência.

A decisão sobre a forma de abordar o ciclo de iniciação de vinte e um dias é inteiramente sua. A sua recompensa dependerá do seu esforço e disposição em abrir o Coração, lançar-se às chamas da iniciação e ser suficientemente corajoso para encarar o vazio do desafio. A Fênix está à sua espera, e só você pode iniciar o vôo e levá-lo até o fim.

O CICLO DE CURA DE VINTE E UM DIAS

O ciclo de cura de vinte e um dias é semelhante aos vinte e um dias de Iniciação. Quando você começa a tratar outra pessoa, esta dá início a um processo de purificação para equilibrar a mente, o corpo e o espírito. Este ciclo precisa ser levado à percepção consciente do paciente. Dessa forma, ele entenderá melhor a lógica do ciclo de altos e baixos de suas emoções e de seu corpo físico.

Por outro lado, o ciclo representa um referencial para você poder acompanhar o processo de equilíbrio e as tentativas concretamente factuais no contexto dos desafios fisiológicos e de personalidade do paciente. Aplicando o ciclo à "Curva de Cura", que será analisada mais amplamente em outro capítulo (ver Capítulo 5) e durante o curso, você verá por que é importante tratar o paciente (cliente) três dias seguidos e, posteriormente, se se considerar apropriado, de acordo com as respostas e reações dele ao processo de cura.

A importância da sua compreensão desse processo de cura natural não pode ser subestimada. Você, no papel de agente de cura, será requisitado pelo paciente a dar informações claras sobre os "porquês e o para que das experiências de cura", e por isso precisará observar o estado visível de desequilíbrio do paciente antes de começar as sessões de cura. A competência nesse aspecto depende da formação adequada e da confiança em que Deus não colocará à sua frente alguém que você seja incapaz de ajudar. Poderá haver ocasiões em que a sua confiança será abalada. É assim que Deus nos ensina a confiar e saber que Ele e o paciente são os verdadeiros agentes de cura.

Capítulo Dois

A CURA E A LEI

Pelas leis dos Estados Unidos, a cura (tocar o corpo de outra pessoa) é da alçada de médicos, enfermeiros e fisioterapeutas formados. Para que as pessoas não enquadradas nessas categorias trabalhem com a cura, é preciso que sejam ministros de alguma igreja em que a cura pelo toque das mãos ou pela energia sutil seja parte da função oficial da instituição.

Se você quiser fazer curas em caráter profissional e receber gratificações ou donativos pelos seus serviços, é aconselhável ordenar-se numa igreja credenciada a atuar nessa área. Não deixe de se informar sobre a igreja e conhecer seus princípios e filosofias; esta é a única forma pela qual você saberá se concorda ou não com os objetivos básicos da igreja. Associar-se a uma igreja permite que você participe ativamente de suas funções e objetivos. O exercício da cura pelo toque das mãos precisa constar explicitamente dos Estatutos da Instituição.

Pyramids of Light, Inc., uma Igreja de Cura Natural dirigida por David G. Jarrell, é uma igreja não-denominacional consciente de Cristo. Sua filosofia espiritual baseia-se nas Leis do Universo, nos ensinamentos dos "cristianizados" e dos Mestres Ascendidos. Ela não apóia doutrinas nem credos, mas permite que as pessoas busquem a Deus em toda a criação. Os ministros da igreja têm antecedentes filosóficos e teológicos variados. Pyramids of Light, Inc. não é uma organização religiosa na acepção comum. Nossa finalidade é proporcionar um veículo para que grupos e pessoas se reúnam para meditar e compartilhar a cura **Reiki Plus**®.

Os alunos de **Reiki Plus**® interessados nesse Ministério podem solicitar uma proposta a Pyramids of Light, Inc., cujo endereço está na capa deste livro. Os candidatos precisam ter concluído o Primeiro Grau do **Reiki Plus**® e usado o Reiki para a cura de si mesmo durante no mínimo seis meses. A proposta contém outras informações sobre os requisitos de ordenação e as responsabilidades de um Ministro Associado. Todos os Ministros primeiramente são ordenados como Ministros Associados. O grau de Ministro Pleno pode ser atingido após a conclusão do treinamento adequado.

Pyramids of Light, Inc., uma igreja de cura, é enquadrada pelos códigos do Ministério da Fazenda dos Estados Unidos da América como uma Fundação Privada (subtítulo Igreja) e devidamente classificada como 501(c)(3), 509(a)(1). Esta é uma classificação de instituições "sem fins lucrativos". Nossa sede é na Califórnia e a data de constituição é 22 de abril de 1983. Nossos Ministros têm os direitos e privilégios de Ministros em conformidade com as leis dos vários Estados e municípios em que desempenham suas funções e em conformidade com o seu nível hierárquico na Pyramids of Light, Inc., determinado pelo Ministro Superior e pelo Conselho de Administração.

DIRETRIZES PARA CONTRATOS DE CURA

As diretrizes abaixo deverão servir como orientação oficial para todos os alunos **Reiki Plus®**. Os alunos que ultrapassam o nível do Primeiro Grau do **Reiki Plus®** recebem material mais completo. Esta diretriz é usada para determinar a relação legal e ética entre o aluno/praticante e o cliente que solicita seus serviços. A relação inicial é determinada por um acordo verbal ou por escrito. Entretanto, esse contrato precisa ser claramente entendido, aceito e preenchido antes do início do processo de cura, ou seja, antes da série de tratamentos necessários para atingir o objetivo pretendido de bem-estar desejado na vida.

Os seguintes itens devem ser obedecidos por todos os alunos/praticantes **Reiki Plus®**:

1. **Reiki Plus®** e **PSEB**sm são uma abordagem empírica, tratando a pessoa como um todo, e não apenas seus sintomas. O empirismo é definido como "observação, ou experiência prática à parte do conhecimento científico".

2. Os Agentes de Cura Natural não podem, sem infringir a lei, tratar uma doença patológica, isto é, você não pode tratar pneumonia; entretanto, pode tratar um cliente que tenha dificuldade para respirar ou que sofra de congestão.

3. O paciente (cliente) precisa fazer uma declaração verbal afirmando sua responsabilidade pela criação do desequilíbrio e seu compromisso em participar do processo de cura.

4. O paciente precisa concordar em fazer uma troca (de energia) de alguma forma com o agente de cura, pelos serviços prestados.

5. Você e o paciente precisam concordar em tratar o corpo todo, e não apenas determinadas áreas. O corpo não recuperará seu equilíbrio com tratamentos parciais.

6. O paciente precisa concordar em informar você do momento em que seu nível desejado de energia foi atingido — quando sua energia está equilibrada e o bem-estar foi restaurado.

7. O paciente deve ser avisado de que a rapidez da cura e o número de sessões dependem inteiramente da participação dele. Se o tratamento for interrompido antes

de obtida a sintonia da mente, do corpo e do espírito, a possível regeneração do corpo e de sua energia vital não será conseguida.

8. Você, como canal Reiki, não pode fazer promessas de qualquer tipo sobre cura, milagres ou outras considerações desse tipo. Explique apenas que o sistema de cura em uso destina-se a equilibrar a energia vital. Isto permite que o paciente acabe com a separação espiritual entre o corpo físico, a percepção mental e o Eu superior. Essa percepção dá início ao processo de cura. O paciente é responsável pela reparação da fragmentação entre os medos de sua personalidade (ego) e seu Eu-Deus potencial. O agente de cura tem a responsabilidade de fazer todo o possível para estimular o paciente a buscar e atingir seu Direito concedido por Deus — totalidade espiritual, de onde brota o holismo físico, mental e emocional.

9. Um agente de cura natural, *a menos que seja credenciado*, não pode prescrever alimentos, drogas, vitaminas, minerais, ervas ou qualquer de suas combinações sem infringir a lei, nem pode jamais sugerir que o cliente deixe de tomar uma medicação prescrita.

10. Você precisa saber quando uma pessoa deve receber tratamento especializado, concomitantemente ou não com a cura natural, ministrado por um médico, quiroprático ou outro especialista (médico). Por favor, jamais permita que o seu ego o impeça de reconhecer a necessidade de recorrer a todos os métodos de cura. Há momentos em que um cliente precisa de assistência médica, e você estaria errado, do ponto de vista moral e legal, se lhe aconselhasse coisa contrária.

11. Saiba que seu verdadeiro propósito, como canal do Raio Reiki, é não ter expectativas. Você mantém a pessoa num estado de perfeição que a ajudará a chegar ao estado desejado de bem-estar.

Capítulo Três

OS CHAKRAS

GLÂNDULAS E ÓRGÃOS CORRESPONDENTES AOS CHAKRAS

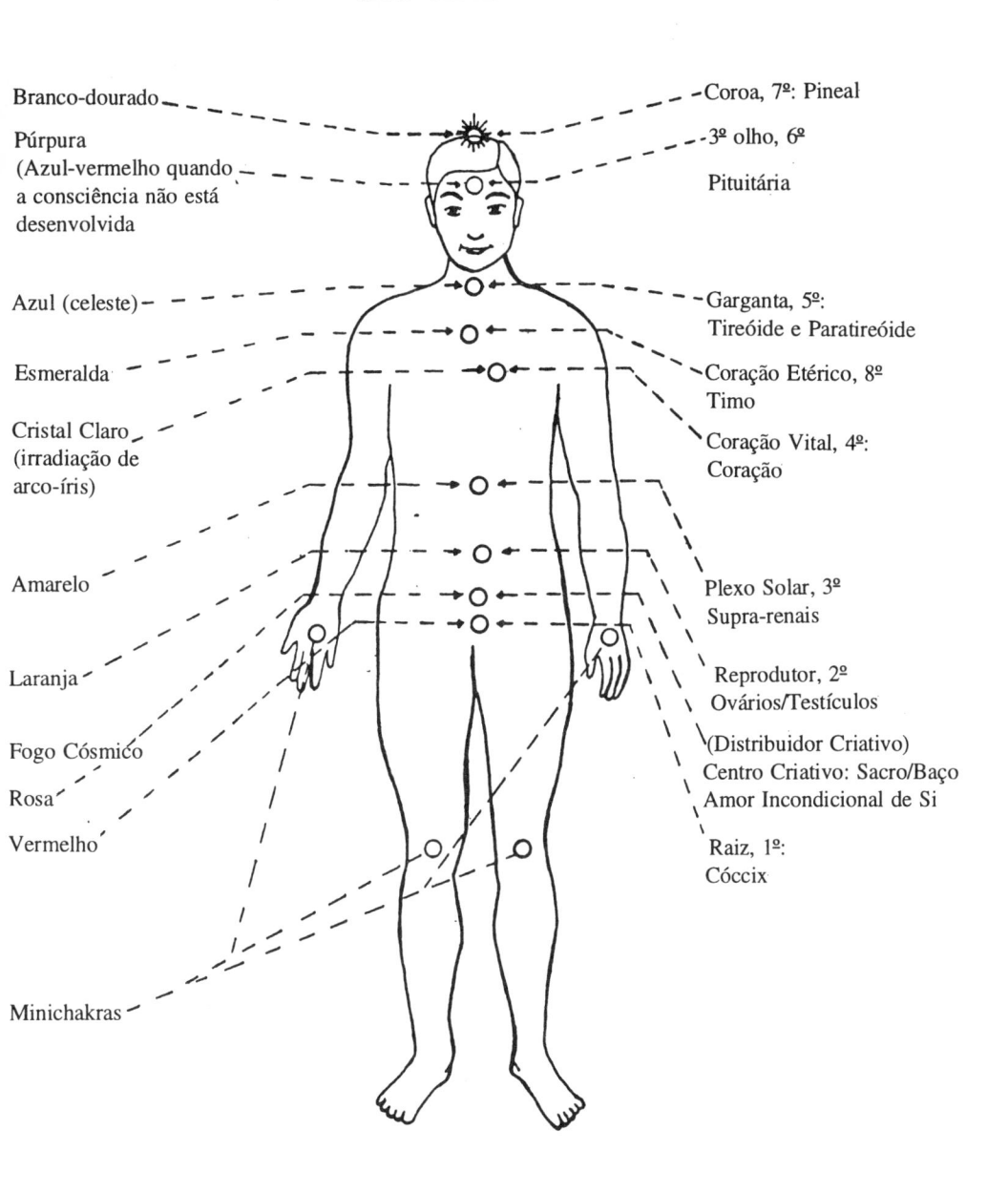

Branco-dourado

Púrpura
(Azul-vermelho quando
a consciência não está
desenvolvida

Azul (celeste)

Esmeralda

Cristal Claro
(irradiação de
arco-íris)

Amarelo

Laranja

Fogo Cósmico

Rosa

Vermelho

Minichakras

Coroa, 7º: Pineal

3º olho, 6º

Pituitária

Garganta, 5º:
Tireóide e Paratireóide

Coração Etérico, 8º
Timo

Coração Vital, 4º:
Coração

Plexo Solar, 3º
Supra-renais

Reprodutor, 2º
Ovários/Testículos

(Distribuidor Criativo)
Centro Criativo: Sacro/Baço
Amor Incondicional de Si

Raiz, 1º:
Cóccix

OS CHAKRAS

Coroa, 7º:

Força vital espiritual: glândula pineal, o Centro de Consciência de Cristo. O fogo cósmico de Deus flui através do 6º corpo etérico (o 8º chakra) para o lótus na coroa. Quando aberto, estimula a produção do hormônio pineal, a melatonina. Este é o centro onde começa, no Aspirante, o desejo de atingir a Consciência Superior. É onde a ilusão precisa passar pelos Testes de Fogo até ser atingida a Iluminação. A luz do fogo cósmico fornece a luz que será refratada através das células do corpo e atingirá o Terceiro Olho, desenvolvendo a Visão Espiritual.

3º olho, 6º:

Consciência superior, centro emocional e espiritual do amor; visão interior espiritual, clarividência. Glândula pituitária. Quando equilibrados, a mente (hemisfério direito) e o cérebro (hemisfério esquerdo) funcionam num campo unificado. Segue-se o conhecimento, e sua aplicação prática passa a ser uma ocorrência diária. Quando aberta para o crescimento espiritual, a consciência da personalidade é dissolvida lentamente, à medida que a dualidade ilusória unifica-se na **trindade da unidade: EU SOU Iluminação.**

Garganta, 5º:

Comunicação exterior e começo da visão interior; clariaudiência. Centro da vida e da respiração; glândulas tireóide e paratireóide; funções mentais. O 5º chakra é a passagem para a Consciência Superior e o caminho que as emoções contidas no coração precisam atravessar para ficarem equilibradas e harmonizadas. Quando o Chakra da Garganta é aberto conscientemente, o processo de aprimoramento é contínuo, pois existimos em níveis dentro de níveis. Cada percepção faz um tipo próprio de contribuição, num avanço piramidal rumo à consciência plena. Este centro participa sempre de todos os desequilíbrios psicofísicos. A pessoa precisa mudar voluntariamente seus conceitos mentais para reconhecer o antigo nos hábitos que a vêm mantendo em desequilíbrio.

Coração etérico, 8º:

Consciência co-criativa de Deus, aceitação do Deus interior. Timo. Raio da Verdade. Quando despertamos o 8º Chakra, o bem-estar é parte integrante do nosso caminho. A vida se reveste da felicidade e da alegria do Amor vertido pelas bênçãos eternas da nossa presença unida a Deus. Podemos utilizar o poder do Deus-Força.

A glândula do Timo controla o sistema imunológico e funciona perfeitamente quando o corpo físico (chakras, glândulas e órgãos) utiliza o ritmo regulador do timo. Esta é a dupla ligação da pirâmide:

Tireóide-Fígado-Baço e Supra-renal-Fígado-Baço, onde o Timo é o ponto vertical ou sobreposto da pirâmide.

Consciência Mental Piramidal Superior (Feminino/Mente)

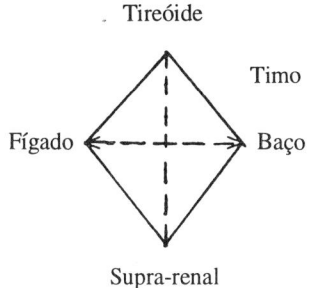

Tireóide

Timo

Fígado

Baço

Supra-renal

Masculino (lado direito) ou Yang
Base ácida

Feminino (lado esquerdo) ou Yin
Base alcalina

Consciência Inferior Piramidal do Ego de Sobrevivência/Reação
(Masculino/Cérebro)

Para que Deus possa fluir para nosso interior, a personalidade precisa estar em busca da iluminação mediante a "inspiração" do fogo cósmico (a luz branco-dourada da consciência de Cristo). Isto unificará o 6º Chakra, a Pituitária. Então, desaparecendo o antagonismo entre o masculino (cérebro) e o feminino (mente), instala-se o devido equilíbrio hormonal. Esse equilíbrio funcional pode ser visto de outra perspectiva, a dos componentes psicofísicos dos lados masculino/feminino de cada um e da atividade glandular/orgânica:

Masculino: Timo-Pineal-Hipotálamo-Pituitária do Lóbulo Posterior-Lóbulo Direito-Tireóide/Paratireóide - Fígado/Baço (consciência inferior piramidal do ego) - Supra-renal direita-Pâncreas-Testículos (Próstata) - Sacro - Cóccix.

Feminino: Timo-pineal-Hipotálamo-Pituitária do Lóbulo Anterior - Lóbulo Esquerdo - Tireóide/Paratireóide - Fígado/Baço (consciência mental piramidal superior) - Supra-renal esquerda - Pâncreas - Ovários - Sacro - Cóccix.

Coração vital, 4º:

O eixo central, onde são registradas todas as emoções. O fogo de diamante da Consciência de Cristo, o "EU SOU Presença", precisa elevar-se acima da consciência do ego para atingir a Consciência de Deus do 8º Chakra. A pessoa, então, pode curar a mente, o corpo e as emoções pelo processo de iluminação; fazendo uma escalada ascendente nos níveis dentro de níveis; o refinamento da consciência para a percepção espiritual. O corpo-mente, em conseqüência, ou é totalmente curado ou aceita sua necessidade kármica do potencial genético existente, e então aprende a viver num estado abençoado de aceitação. A cura nem sempre é física.

Plexo solar, 3º:

Onde é preciso adquirir controle mental sobre o corpo de desejo. Quando se aborda essa energia, podemos direcionar claramente o poder do primeiro e segundo chakras e manifestar o "Amor-Vontade-Sabedoria". A essa altura, a sabedoria transcendeu o desejo e o nosso Eu superior surgirá no estado de existência de consciência físico-mental. O intelecto criativo se expressa na existência cotidiana. Essa transcendência figurada é entendida na conclusão do **8º Raio**, quando o masculino/feminino faz uma ponte entre a "dualidade intelectual", a separação que existia entre os dois eus e o poder que dirige o ego. O surgimento do Oitavo Raio ocasiona o casamento interior, onde "...quando dois se reúnem, eu ESTOU presente..." e a Mente Criativa abraça a Sabedoria da Consciência de Cristo e vive com a Vontade Divina de Deus predominando sobre a consciência humana.

Centro sexual, 2º:

Impulsos sexuais do corpo. Este é o centro de procriação do corpo, regulado pelos órgãos da reprodução. As correspondências glandulares são os ovários (mulheres) e os testículos (homens). No plano físico, esses Centros representam as passagens pelas quais nossos poderes co-criativos espirituais tomam forma física. É a forma de Deus compartilhar a experiência do interminável e contínuo processo da vida.

Raiz, 1º:

Conhecido como kundalini ou fogo da serpente; força vital de sobrevivência. Se indisciplinado: medo, luta ou fuga; se disciplinado: confiante compreensão da infindável fonte de poder do Espírito infinito do qual somos parte integrante na Unidade. A expressão da energia do chakra da raiz está diretamente relacionada com a qualidade da saúde de uma pessoa. O **fogo cósmico** que aguarda a liberação jaz dormente até que o Eu superior possa utilizar adequadamente a potência dessa fonte de energia etérea nos níveis físico e espiritual da vida.

O chakra da Raiz é alimentado pelo "Fogo Cósmico" da Fonte de Deus. Para que isso se verifique, é preciso que o 8º e o 7º chakras sejam mental e fisicamente despertados mediante a meditação do chakra ou a ioga meditativa. Isto permitirá que a consciência espiritual manifeste a integração em todas as células da pessoa.

O Fogo Cósmico precisa ser ativamente inspirado até o núcleo central da espinha para alimentar o chakra da Raiz. Assim procedendo, a pessoa dá início à expansão do corpo físico e ao desejo do corpo mental de purificar os velhos padrões que agiram como fatores de restrição do desenvolvimento espiritual. Quando uma pessoa passa pelo 4º chakra, em sua Segunda Passagem pelos Raios, essa energia assume outra dinâmica. A pessoa atravessa os fragmentos remanescentes da "Consciência que vive para morrer". Começa, então, sua jornada exterior, além da "velha casca", para concretizar uma "Consciência que vive para curar". Este fenômeno foi denominado pelo autor como expansão da "Bolha de consciência", a expansão multidimensional do ego além das "Velhas Limitações", outrora consideradas problemas e agora percebidas como oportunidades e desafios para atingir o Eu Deus.

Símbolos da criptografia do chakra

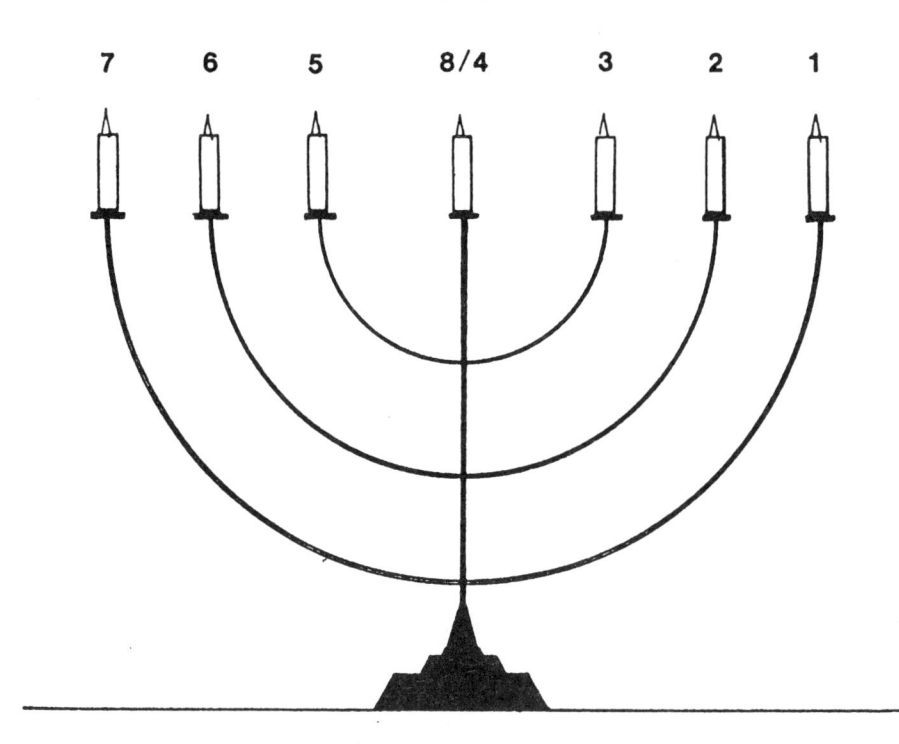

O Axioma Hermético "Assim em cima como embaixo". Esse axioma é mostrado no simbolismo do candelabro cerimonial. Cada chakra é contrabalançado por um acima e por outro abaixo do 4º/8º chakra do Coração. Portanto, os chakras relacionam-se entre si da seguinte forma:

7 para 1
6 para 2
5 para 3
8 para 4

Relações piramidais dos chakras

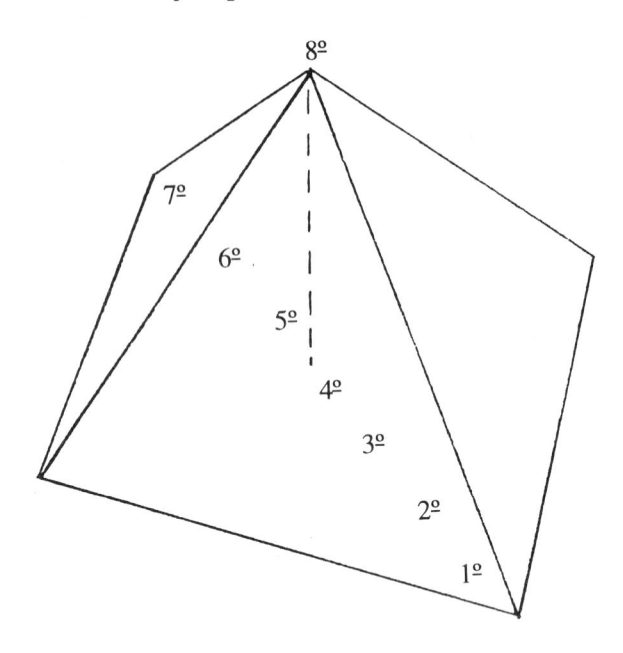

Centro de distribuição criativa sacral

8º Chakra, Timo, Concha externa da Confiança (confiança no Eu Deus interior)

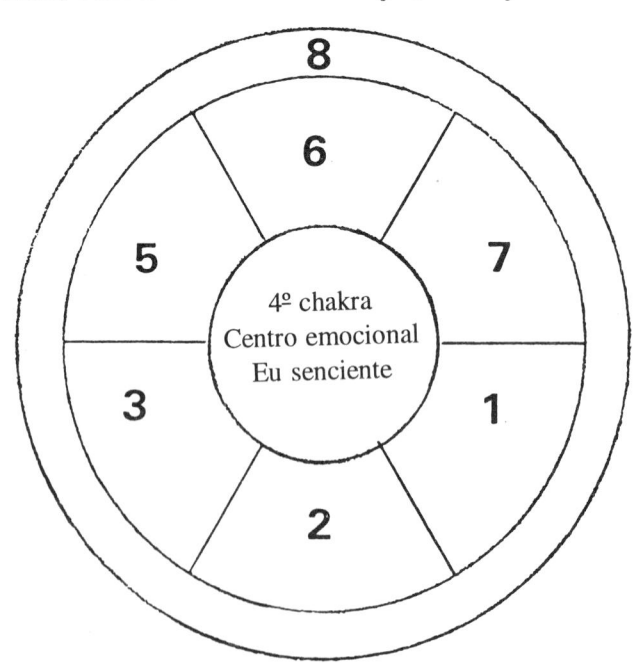

Distribuidor Criativo do Sacro

Este é um centro complexo, composto de 8 partes, uma para cada chakra. É o centro que permite o fluxo total ou parcial do Fogo Cósmico da Kundalini (cóccix), o chakra da Raiz. O fluxo parcial está diretamente relacionado com a consciência conflitada do indivíduo. Os centros de chakra que recebem uma distribuição restrita de energia, portanto, demonstram os sentimentos de violação do seu eu Sagrado. Os sentimentos de "pecado e culpa" bloqueiam a distribuição devido à incapacidade que a pessoa tem de aceitar o perdão que Deus já concedeu; portanto, incapaz de perdoar a si mesma e aos outros, ela pensa e/ou sente que violou o outro e agradece à pessoa por compartilhar de seu desenvolvimento e compreensão.

A distribuição de luz no corpo físico a partir dos corpos do chakra que controlam as glândulas e órgãos correspondentes aos chakras está diretamente relacionada com a forma como a pessoa lida com os desafios da vida. A ligação do Fogo Cósmico no cóccix com o "Ponto P/C" (glândulas do pênis ou clitóris) da pessoa e sua ascensão frontal pela linha central do corpo até a glândula pineal definem como os problemas da vida são tratados no dia-a-dia. A falta de ligação entre o cóccix e o Ponto P/C indica que os problemas estão sendo colocados atrás da pessoa e, com o tempo, deformam a espinha. O desequilíbrio da espinha gera uma interferência no fluxo da energia vital através dos nervos periféricos aos órgãos e tecidos do corpo.

QUADRO DOS EFEITOS DE DESEQUILÍBRIOS DA COLUNA

Chakras para as vértebras da espinha:

7ª Protuberância	4ª T2-T4
occipital	3ª T9
6ª Atlas (C1)	2ª L3
5ª C5-C7	CDC Sacro
8ª T2	1ª cóccix

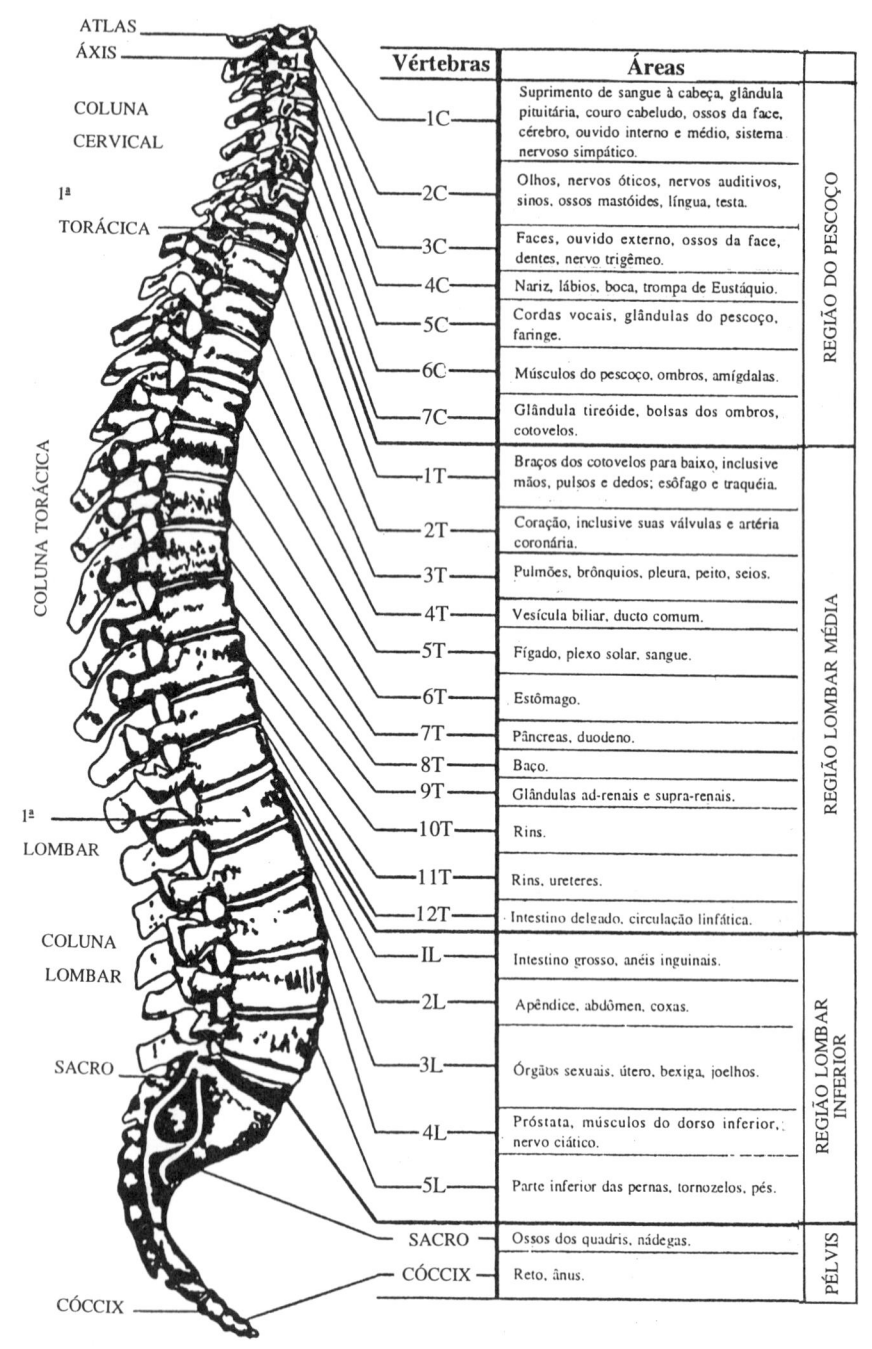

Vértebras	Áreas	
1C	Suprimento de sangue à cabeça, glândula pituitária, couro cabeludo, ossos da face, cérebro, ouvido interno e médio, sistema nervoso simpático.	REGIÃO DO PESCOÇO
2C	Olhos, nervos óticos, nervos auditivos, sinos, ossos mastóides, língua, testa.	
3C	Faces, ouvido externo, ossos da face, dentes, nervo trigêmeo.	
4C	Nariz, lábios, boca, trompa de Eustáquio.	
5C	Cordas vocais, glândulas do pescoço, faringe.	
6C	Músculos do pescoço, ombros, amígdalas.	
7C	Glândula tireóide, bolsas dos ombros, cotovelos.	
1T	Braços dos cotovelos para baixo, inclusive mãos, pulsos e dedos; esôfago e traquéia.	REGIÃO LOMBAR MÉDIA
2T	Coração, inclusive suas válvulas e artéria coronária.	
3T	Pulmões, brônquios, pleura, peito, seios.	
4T	Vesícula biliar, ducto comum.	
5T	Fígado, plexo solar, sangue.	
6T	Estômago.	
7T	Pâncreas, duodeno.	
8T	Baço.	
9T	Glândulas ad-renais e supra-renais.	
10T	Rins.	
11T	Rins, ureteres.	
12T	Intestino delgado, circulação linfática.	
IL	Intestino grosso, anéis inguinais.	REGIÃO LOMBAR INFERIOR
2L	Apêndice, abdômen, coxas.	
3L	Órgãos sexuais, útero, bexiga, joelhos.	
4L	Próstata, músculos do dorso inferior, nervo ciático.	
5L	Parte inferior das pernas, tornozelos, pés.	
SACRO	Ossos dos quadris, nádegas.	PÉLVIS
CÓCCIX	Reto, ânus.	

Labels on figure: ATLAS, ÁXIS, COLUNA CERVICAL, 1ª TORÁCICA, COLUNA TORÁCICA, 1ª LOMBAR, COLUNA LOMBAR, SACRO, CÓCCIX

© Parker Chiropratic Research Foundation, 1975
Litho in U.S.A.

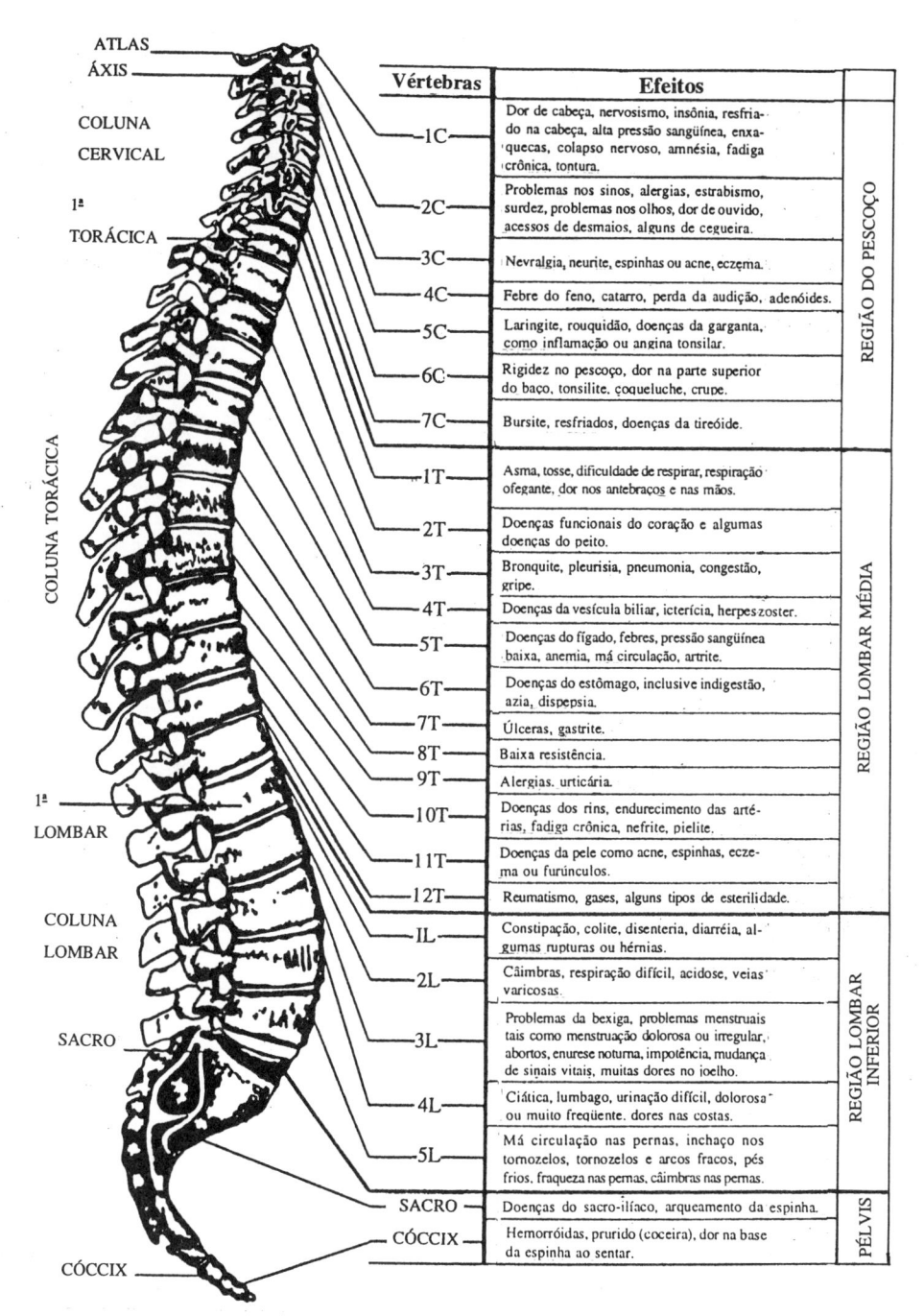

	Vértebras	Efeitos	
ATLAS / ÁXIS / COLUNA CERVICAL	1C	Dor de cabeça, nervosismo, insônia, resfriado na cabeça, alta pressão sangüínea, enxaquecas, colapso nervoso, amnésia, fadiga crônica, tontura.	REGIÃO DO PESCOÇO
	2C	Problemas nos sinos, alergias, estrabismo, surdez, problemas nos olhos, dor de ouvido, acessos de desmaios, alguns de cegueira.	
1ª TORÁCICA	3C	Nevralgia, neurite, espinhas ou acne, eczema.	
	4C	Febre do feno, catarro, perda da audição, adenóides.	
	5C	Laringite, rouquidão, doenças da garganta, como inflamação ou angina tonsilar.	
	6C	Rigidez no pescoço, dor na parte superior do baço, tonsilite, coqueluche, crupe.	
	7C	Bursite, resfriados, doenças da tireóide.	
	1T	Asma, tosse, dificuldade de respirar, respiração ofegante, dor nos antebraços e nas mãos.	REGIÃO LOMBAR MÉDIA
	2T	Doenças funcionais do coração e algumas doenças do peito.	
	3T	Bronquite, pleurisia, pneumonia, congestão, gripe.	
	4T	Doenças da vesícula biliar, icterícia, herpes zoster.	
	5T	Doenças do fígado, febres, pressão sangüínea baixa, anemia, má circulação, artrite.	
	6T	Doenças do estômago, inclusive indigestão, azia, dispepsia.	
	7T	Úlceras, gastrite.	
	8T	Baixa resistência.	
	9T	Alergias, urticária.	
1ª LOMBAR	10T	Doenças dos rins, endurecimento das artérias, fadiga crônica, nefrite, pielite.	
	11T	Doenças da pele como acne, espinhas, eczema ou furúnculos.	
	12T	Reumatismo, gases, alguns tipos de esterilidade.	
COLUNA LOMBAR	1L	Constipação, colite, disenteria, diarréia, algumas rupturas ou hérnias.	REGIÃO LOMBAR INFERIOR
	2L	Câimbras, respiração difícil, acidose, veias varicosas.	
SACRO	3L	Problemas da bexiga, problemas menstruais tais como menstruação dolorosa ou irregular, abortos, enurese noturna, impotência, mudança de sinais vitais, muitas dores no joelho.	
	4L	Ciática, lumbago, urinação difícil, dolorosa ou muito freqüente, dores nas costas.	
	5L	Má circulação nas pernas, inchaço nos tornozelos, tornozelos e arcos fracos, pés frios, fraqueza nas pernas, câimbras nas pernas.	
CÓCCIX	SACRO	Doenças do sacro-ilíaco, arqueamento da espinha.	PÉLVIS
	CÓCCIX	Hemorróidas, prurido (coceira), dor na base da espinha ao sentar.	

© Parker Chiropratic Research Foundation, 1975
Litho in U.S.A.

SISTEMA ENDÓCRINO

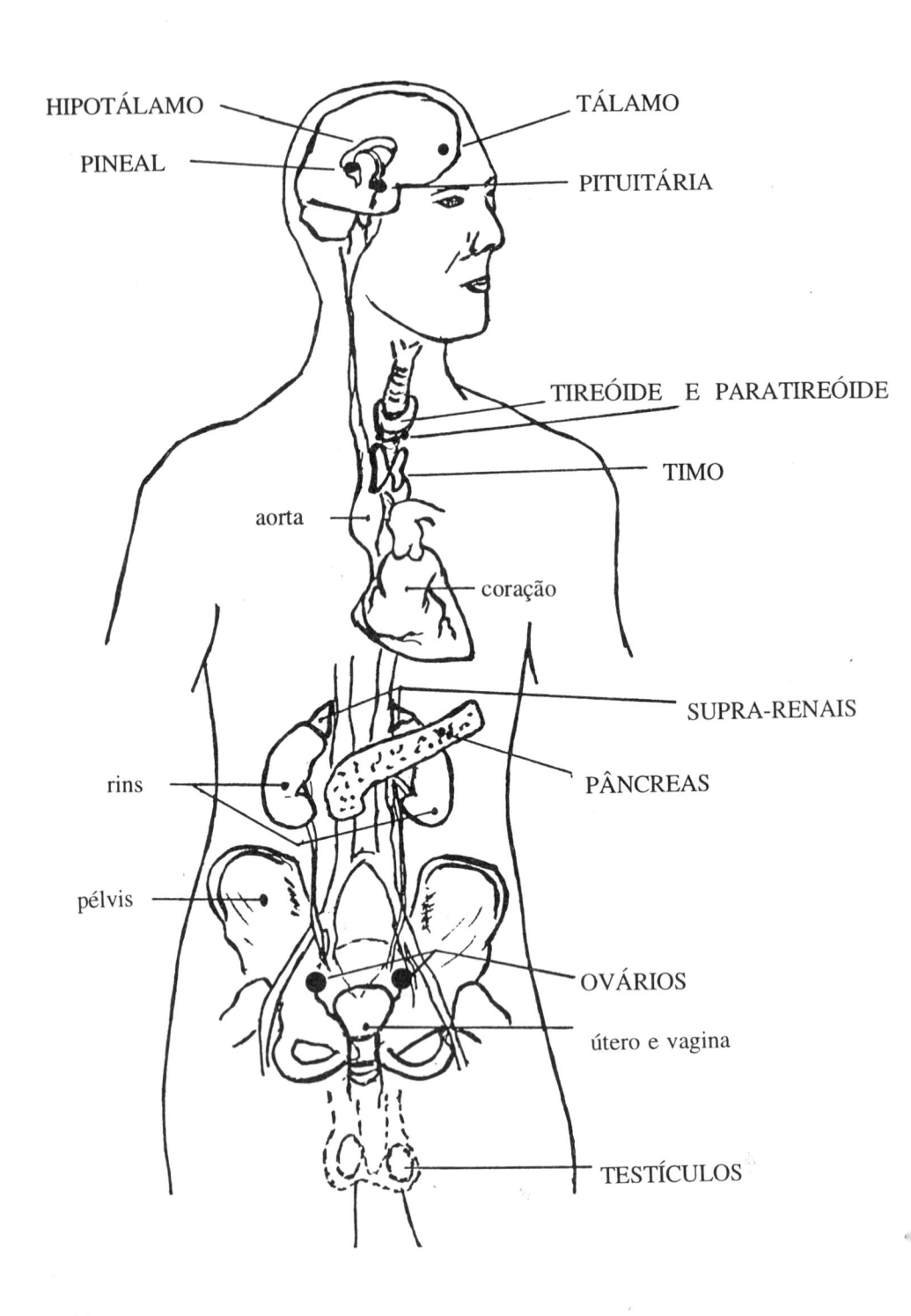

HIPOTÁLAMO
TÁLAMO
PINEAL
PITUITÁRIA
TIREÓIDE E PARATIREÓIDE
TIMO
aorta
coração
SUPRA-RENAIS
rins
PÂNCREAS
pélvis
OVÁRIOS
útero e vagina
TESTÍCULOS

Capítulo Quatro

PARA ENTENDER COMO SE MANIFESTAM A DOENÇA E A CURA

A "CAIXA DE PANDORA" E A "TEORIA DA ÁRVORE VERGADA" DA SAÚDE

É importante saber que toda experiência por que passamos é escolhida, consciente ou inconscientemente, como um instrumento para o nosso desenvolvimento. Freqüentemente, não percebemos que nossos atos e pensamentos geram barreiras que precisam ser correta e construtivamente entendidas; nossos atos refletem as escolhas feitas, que levam ao equilíbrio ou ao desequilíbrio.

Nossa compreensão da verdade é diretamente proporcional à nossa disposição em admitir que somos nós mesmos os responsáveis pelas ocorrências com que deparamos no dia-a-dia. Muitas vezes preferimos não tratar das situações emocionais que se apresentam. Ao contrário, decidimos colocar as "coisas para fazer amanhã" na "Caixa de Pandora". Quando colocamos na "Caixa de Pandora" o que não queremos encarar, acumulamos *stress* que precisará ser enfrentado mais tarde. Cada um desses passos assemelha-se aos tijolos de uma parede. Se deixarmos que essa ilusão permeie nossa interação com os outros, que caracterize nossa atitude em relação às responsabilidades e às decisões, continuaremos a criar e a agravar complexas emoções maldirigidas.

A Teoria da Árvore Vergada descreve o processo de acumulação de *stress*. Cada vez que decidimos não encarar uma oportunidade (uma situação de *stress*) e aprender uma determinada lição necessária, aumentamos o desequilíbrio de energia. Cada desequilíbrio aparece como uma "marca" na lousa da nossa Aura. Quando as "marcas" sobrepujam a energia positiva da força vital (refletida como bem-estar emocional, espiritual e físico), começamos a sair do centro. Assim tem início a espiral vital voltada para o mal-estar, a rejeição de si mesmo simbolizada pela "forma-pensamento" que escolhemos como nosso professor. Vamos ver como permitimos que uma dessas "formas-pensamento" desnecessárias fermente e desemboque na doença.

Quando não nos permitimos aproveitar as oportunidades de crescimento, começamos a congestionar as "vias de comunicação". Se continuarmos a alimentar a "Caixa de Pandora", começamos a bloquear o equilíbrio funcional de nossa vida. O desequilíbrio (trauma acumulado) acaba se transformando em mal-estar. As áreas do corpo que ficam "mal" são um reflexo dos estados interiores de emoção cujo aprendizado não se concluiu. Todas as funções são uma parte da soma. Não existe separação entre em cima e embaixo (entre espírito e carne), no corpo ou na consciência. Precisamos cuidar de todos os aspectos da nossa vida. Assim, o que temos a fazer é perceber que o fluxo, o equilíbrio e a harmonia vêm de cima e também de dentro.

Precisamos estar dispostos a abrir nosso centro da garganta, o 5º chakra, para falar e ouvir a verdade do Coração, para superar o medo da rejeição. Esse medo é um subelemento do Medo da não-aprovação, base do amor incompleto: o "amor condicional". É então que a pessoa começa a se dividir nos padrões de comportamento pessoal e social.

Os sentimentos de insegurança baseiam-se na separação de Deus. A Bíblia mostra esse episódio na história de Adão. Adão foi expulso do Jardim do Éden e, ao tornar-se ciente do corpo e da vida carnal, começou a adquirir formas mais densas de sentimentos. A humanidade reconheceu que Deus criou o amor condicional como um castigo para Adão. O interessante é que os seres humanos criaram o amor condicional, já que Deus não nos considera culpados nem pecadores; nós é que nos consideramos. Assim, a iluminação ocorre quando percebemos que nós impomos a nós mesmos limitações, barreiras e bloqueios. Separamo-nos do Deus-Eu que jaz no coração de todos.

Temos a ilusão de que precisamos agradar aqueles com quem nos envolvemos; às vezes a qualquer custo, mesmo que isso signifique ser falso. Felizmente, não é necessariamente assim. O que está em pauta, quando sentimos necessidade de agradar aos outros, é o amor condicional. Receamos que, se expressarmos nossas emoções com sinceridade, poderemos perder o que criamos (às vezes de modo falso) num relacionamento.

Para perceber que somos dignos de Amor, precisamos primeiro aceitar que somos dignos de receber. Um dos princípios Reiki diz: "Somente por hoje, vou aceitar minhas muitas bênçãos." Isto significa permitir que nosso eu consciente se abra para a Consciência Superior de Cristo e aceite as bênçãos de Deus. A humanidade esqueceu que toda pessoa é uma centelha eterna de Deus. O amor de Deus e a abundância são concedidos incondicionalmente a todos, para que possamos, em troca, compartilhar incondicionalmente a energia Divina da vida.

Durante séculos, a humanidade racionalizou a culpa, em vez de aceitar o amor que Deus tem a oferecer. Todas as lições que se nos apresentam levam-nos, no final, para mais perto de Deus. As lições são oportunidades; não são problemas, bloqueios ou limitações. Escolhemos, consciente ou inconscientemente, cada lição, exercendo ou não o livre-arbítrio.

Uma das primeiras coisas que precisa ser totalmente aceita é que somos dignos de amor e que somos parte de Deus. Dessa forma, assentamos o primeiro alicerce importante que nos permite aceitar tudo o que Deus oferece em troca do esforço que despendemos. Isto significa não se julgar pelos critérios alheios. Se o esforço é honesto, "se ganhamos a vida honestamente", receberemos abundância e satisfaremos todos os níveis de nossas aspirações humanas e espirituais.

As pessoas às vezes acham que têm o direito de julgar os outros. Nossos julgamentos foram e continuarão sendo uma força que bloqueia o crescimento em direção aos estados mais elevados de Luz. É a Graça, a integridade com que despendemos o esforço, o que mais importa.

Precisamos aprender a entender e a viver as duas Grandes Leis e Mandamentos: ama ao Senhor teu Deus com todo o coração, com toda a alma, com toda a mente; e o segundo: ama a teu próximo como a ti mesmo. Enquanto não formos capazes de amar a nós mesmos, não podemos amar ninguém mais. A divindade e a trindade Mente, Corpo e Espírito são a triangulação que equilibra a humanidade, Deus, e a Luz do Cristo "interior". Quando amamos a nós mesmos como a nosso próximo, estamos conscientes de que nós e o próximo somos iguais. Tudo que fazemos a nós, fazemos igualmente ao próximo. Nosso próximo não é apenas o vizinho, mas todas as "Criações da Luz" que compartilham e habitam a Terra e o sistema solar, a Infinidade Cósmica de Deus.

É esse complexo estado emocional — abrigar no Coração o medo de não ter valor, de ser culpado ou de estar possivelmente bloqueando a aceitação do Amor — que leva ao mal-estar. O Coração é o centro e a base de todo bem-estar; para atingir esse nível de saúde, precisamos estar dispostos a buscar a verdade, o propósito "melhor e mais elevado" da alma, que se revela nas oportunidades da nossa vida. Despindo-nos das falsas ilusões do ego, livramo-nos de nossas necessidades emocionais: as condições e expectativas imaturas do "amor" idealista.

Todos nós precisamos ser amados. O que precisamos descobrir no nosso próprio coração é a presença do Amor de Deus, para conhecer a verdadeira comunhão do Amor. Vivendo nesse estado de Graça, podemos verdadeiramente amar a nós mesmos e a todos os nossos irmãos e irmãs, e viver juntos em harmonia. É dessa harmonia que resulta o bem-estar.

A PREDISPOSIÇÃO PARA O BEM-ESTAR

A Alma é uma forma contínua de energia que seleciona, contém e retém todo o conhecimento desde o início de sua criação. O elemento Alma tem uma sabedoria que ultrapassa em muito a do "intelecto" médio, porque carrega a infinita sabedoria da Luz de Deus, iluminada na mônada humana (o corpo) em cada encarnação. A jornada da Alma, de Deus para a forma humana, transcende o espaço e o tempo para manifestar a plenitude espiritual, a Realidade da Verdade de Deus.

A Mente, nossa ligação espiritual com a Luz Eterna, mostra o roteiro de aprendizado de cada encarnação. A aceitação da nossa ligação espiritual da Mente inconsciente com a mente consciente ativa o centro racional, intelectual, do cérebro. É a essa altura da construção de um veículo que tudo abarca que a Alma entra em ação consciente, como preparação para as lições necessárias para a sua Iluminação Espiritual. O processo pelo qual tomamos essa atitude, assumindo total responsabilidade por cada encarnação, é descrito neste Capítulo. Veremos como cada um de nós já não pode esquivar-se, de forma alguma, à culpa pela falta de saúde, pela infelicidade ou por outro estado de desequilíbrio emocional ou espiritual.

Somos Luz. Ou usamos esse recurso ilimitado para o nosso bem-estar geral, ou navegamos numa névoa até que, em algum lugar, a iluminação da jornada da alma é aceita. Prossigamos, agora, analisando como cada encarnação nos permite entender a nossa jornada através da existência humana.

Primeiro, a Alma escolhe os pais que lhe proporcionarão as características genéticas adequadas. A base socioeconômica e filosófica da família são os fatores explicitamente necessários para projetar a personalidade-alma numa união consciente com Deus. Sua predisposição ao bem-estar inclui o fato de que você escolheu, antes de entrar no corpo físico, as condições para o desenvolvimento da sua Alma individual. O intento da Alma é muito específico, pois ela sabe os desafios que a personalidade encontrará na família escolhida. Cada pessoa precisa encarar os desafios que escolheu, para que possa expandir-se e atingir a "Consciência de viver para curar".

Os pais e os amigos, além do contexto econômico-social da família, moldam a consciência em evolução da personalidade — o ego inferior, o centro do medo do 3º chakra. Os traços adquiridos da personalidade refletem-se no caráter da pessoa, unindo o Intelecto Criativo à Mente Criativa (equilíbrio cérebro esquerdo-direito) e levando o Ego a superar o medo. Assim, as influências ambientais são fatores que contribuem diretamente para todos os níveis de desdobramento do desenvolvimento da Alma.

As situações de vida da Alma (comumente encarados como "problemas") dão ensejo às oportunidades de crescimento numa determinada vida. O que chamávamos "*stress*" ou "trauma" é uma reação desequilibrada às "oportunidades" de crescimento que a própria pessoa escolheu. As "oportunidades" são os verdadeiros desafios que fornecem energia e ímpeto para o contínuo desdobramento e desenvolvimento de nossa consciência.

Temos livre-arbítrio desde o primeiro momento da Criação. O livre-arbítrio nunca deixou de se manifestar e nunca foi tirado de ninguém. É o uso do livre-arbítrio que determina o curso de nossa vida; a autodisciplina nos dá condições de usá-lo plenamente. O livre-arbítrio está presente em todas as circunstâncias, mesmo naquelas situações em que sofremos uma imposição de fora. Nosso Livre-Arbítrio jamais pode ser destruído ou eliminado pelos outros.

Pelo livre-arbítrio, você optou por estar exatamente onde está agora, nas circunstâncias que você está vivenciando agora. Através dessas circunstâncias, você pode decidir se quer ou não aprender as lições desta vida que levam ao maior equilíbrio, à harmonia, à força e, por fim, à união com Deus.

Desse ponto de vista, não precisamos considerar a doença como uma manifestação negativa, pois ela é influenciada, como todas as coisas, pela "predisposição" da Alma. Nenhuma dor, *stress*, perturbação, desarmonia e doença deve ser considerada como algo "mau", pois todas essas circunstâncias são os meios de aprendizado das lições que decidimos aprender nesta encarnação. A doença é uma mensagem muito enfática do Eu superior para o eu inferior, ela grita: "Preste atenção em mim, ouça-me. Eu, seu Eu superior, não me inscrevi na sua Mente consciente, no seu

Corpo físico e na sua personalidade." Você seguiu seu próprio caminho. A doença é outra forma pela qual muitas pessoas decidem parar e aprender a ouvir o Eu superior. Ela pode e, em última análise, deve (nesta vida ou em outra) proporcionar uma oportunidade maior de aprender acerca dos obstáculos que colocamos à nossa frente e que, até esta altura, não desejamos enfrentar.

Precisamos lidar com as "oportunidades" da vida à medida que surgem, caso contrário seremos forçados a fazê-lo pela mente inconsciente. Quando essa energia não usada se acumula, ela se transforma em algo parecido com o símbolo mitológico da "Caixa de Pandora". Um dia, essa energia precisa aflorar e aflorará, com muita freqüência, na forma de *stress* físico, raiva ou mal-estar. É muito difícil entender por que temos uma doença, quando não entendemos as emoções que provocaram esse desequilíbrio. O que foi um dia posto de lado, enterrado, precisa ser reconhecido, tratado e liberado, para restaurar o equilíbrio e manter a saúde.

A forma como ocorrem as manifestações psicofísicas da doença se explica pelo fechamento da região da garganta. Fechamos a garganta quando desejamos reter sentimentos e emoções que não queremos encarar. Essa constrição na garganta permite que a energia acumulada se volte para dentro e se manifeste inicialmente como improdutividade, na forma de padrões de comportamento desarmônicos e maldirecionados. No fim, pode levar a manifestações psicofísicas mais sérias, na forma de *stress* e mal-estar.

Nenhuma função (física, emocional ou espiritual) pode ser separada dentro da pessoa; todas elas estão interligadas e inter-relacionadas. As glândulas endócrinas desempenham um papel vital no equilíbrio físico-espiritual de cada um.

As glândulas endócrinas são estimuladas, do ponto de vista da medicina, pelos neurotransmissores. Uma mensagem é enviada através dos nervos até o cérebro, para começar a estimular as glândulas a liberarem os hormônios de que o corpo necessita. As glândulas endócrinas são denominadas de glândulas "sem ductos" porque não têm ductos especiais pelos quais os hormônios passam às glândulas e órgão associados do corpo; ao contrário, os hormônios são liberados na circulação geral, na corrente sangüínea.

Conforme explicaremos mais adiante neste Capítulo, na seção "Padrões de energia etérica dos chakras", no diagrama O fechamento da garganta — o fator causal, cada corpo e chakra exterior ou sutil liga-se diretamente a um nervo vertebral específico, e cada nervo liga-se diretamente a uma glândula endócrina específica. O terceiro corpo exterior (o corpo mental) está especificamente ligado à garganta; o centro tireóide/paratireóide. Ao fechar o centro da garganta, não apenas afetamos as glândulas daquele centro, mas também desencadeamos uma reação em cadeia que influencia todos os outros centros importantes de glândulas/chakras.

Quando interrompemos e encerramos as funções da garganta, também restringimos a liberação de emoções, que são mantidas nesse nível. As emoções crescem, porque não estamos dispostos a trazê-las à tona, emergindo do Coração (e de outros órgãos e/ou centros glandulares em disfunção) como palavras. As palavras descrevem nossos sentimentos; no entanto, primeiro vêm os sentimentos e depois as palavras, que expressam o medo, a dor, a alegria e a felicidade.

No nível físico, fechar o centro da garganta limita a comunicação mental entre o Coração, o Corpo e a consciência superior. No nível etérico, restringimos a receptividade do primeiro e segundo corpos etéricos ao fechar a via pela qual o suprimento de hormônios do timo, das glândulas pineal, pituitária e tireóide/paratireóide entram no coração, nas glândulas supra-renais, nas glândulas de reprodução e no centro kundalini. (A localização das glândulas endócrinas está mostrada no quadro da Seção 3, sob o título "Diagramas".)

A resultante diminuição de atividade das glândulas supra-renais, por sua vez, afeta as funções tireóide/paratireóide. Isto se deve à correspondência entre o Terceiro Chakra (supra-renais) e o Quinto Chakra (tireóide/paratireóide), isto é, os chakras respondem à Lei Hermética: "Assim em cima embaixo." (Ver o diagrama de correspondência dos chakras na Seção sobre os chakras.) Essa restrição hormonal da tireóide/paratireóide/5° chakra da garganta restringe a capacidade que o corpo tem de transformar alimentos, assimilar cálcio e gerar o calor e a energia necessários para o seu metabolismo. Por causa disso, muitas outras funções hormonais e de órgãos do corpo diminuem. Assim, o fechamento da garganta leva a um círculo vicioso interno que perpetua um padrão de deficiência hormonal, menor vigor físico e privação espiritual.

A constrição do chakra da garganta rompe um elo na cadeia de um sistema hormonal perfeitamente equilibrado. Pela comunicação sincera, podemos alterar e corrigir o grande número de patologias que a humanidade criou por meio de formas-pensamento inadequadas. A enfermidade é a manifestação de uma forma de pensamento "imperfeita": mente e corpo estão desconectados, o que impede o contato direto entre a mente e a consciência da Alma. É necessário saber com segurança qual é a "Predisposição" da pessoa, religar a consciência da Personalidade-Alma com o Espírito. Com isso, restabelece-se o fluxo natural e a harmonia interior, que levam ao bem-estar do corpo mental e emocional, permitindo que o corpo físico, então, atinja seu estado máximo de funcionamento.

BEM-ESTAR: CAMINHAR EM MEDITAÇÃO

Não são as palavras, o ritualismo nem a compreensão intelectual que levam à saúde e à Vida Eterna, e sim a sintonia ativa e real com a nossa natureza espiritual. Quando nascemos, estamos em estreita ligação com a Vida Espiritual, pois acabamos de sair do reino do Espírito. Ainda somos **Luz** em nossa ligação essencial, e de certa forma ainda somos muito frágeis. As crianças pequenas são capazes de comunicar-se diretamente com o reino angelical; sua comunicação é a linguagem telepática não-verbal usada naquele reino. Os bebês conseguem ver as formas de energia de luz circundantes (entidades) porque o seu Terceiro Olho e a sua Consciência Superior ainda estão abertos. Devido a essa comunicação e a essa visão, as crianças conseguem divertir-se por longos períodos; a risada é um som angelical que ecoa a sintonia com uma energia sutil.

O aprendizado dos valores do mundo, valores humanos arbitrariamente considerados "reais", vagarosamente nos afasta do Deus Interior, do Espírito e do Reino Angelical. Através dessa doutrina opressiva, a glândula pineal, anteriormente aberta como a flor do lótus recebendo a Luz que ilumina os estados superiores de percepção, fecha-se, limitando a sua produtividade nos níveis emocional, espiritual, consciente e hormonal. Quando a glândula pineal se fecha, o hormônio do timo (o 8º chakra) ligado ao Centro de Deus não pode fluir pelo corpo. Essa glândula, como as outras, torna-se menos produtiva e menos capaz de gerar e manter a saúde.

A medicina ocidental ainda não reconhece a enorme importância que essas glândulas têm na saúde global. Já se teve como certo que a glândula do timo se atrofia. Foi só recentemente, por volta de 1980, que se descobriu que a glândula pineal produz um hormônio chamado melatonina. Constatou-se, até aqui, que a melatonina é um importante hormônio para controlar e eliminar o *stress*, o alcoolismo e o acúmulo de proteínas de lipídeos de baixa densidade dentro do corpo.

Sabe-se, esotericamente, que a meditação é uma forma eficaz de diminuir o *stress* do sistema. A meditação é uma forma de abrir a glândula pineal, despertando o lótus e trazendo para o ser físico a Luz Branca da Consciência de Cristo. Os intensos efeitos da meditação agora podem ser cientificamente explicados como a liberação de melatonina que atua como agente anti-*stress*, instaurando e mantendo o equilíbrio e a paz interior.

A saúde radiante é conseqüência de nossa sintonia com o propósito subjacente a esta encarnação específica. O que nos aconteceu desde o nascimento teve um motivo em especial: acelerar o nosso despertar e a nossa iluminação. A doença é simplesmente um lembrete enfático do quanto nos distanciamos de Deus. No entanto, procure perceber que, muitas vezes, quanto mais longe você se sente de Deus, na realidade mais perto você está. No círculo da vida, nossa busca interior, as experiências escolhidas representam oportunidades de despertar para a nossa Presença Divina Co-criativa. Quando ocorre esse despertar, as ilusões se desvanecem e a Realidade do Amor de Deus, da Alegria e da Paz, que tudo circunda e tudo abrange, ilumina nosso Coração. O círculo está completo, voltamos à nossa fonte: Deus. Nesse momento magnífico, temos uma radiação cintilante. Percorremos o círculo completo, buscando e encontrando nossa razão de estar neste planeta: o Amor. O Amor é a Vontade Divina manifesta em nosso Coração, quando focalizamos a Consciência de Cristo "EU SOU" na Luz de Deus que tudo abarca.

O Deus interior não é um ser intocável. Não é algo tão espantoso e espetacular que nos deva causar pavor. Deus está conosco durante toda a nossa vida, e Deus sempre esteve à disposição de Seus filhos.

"MEU DEUS — PARA MIM"

Meu Deus para mim não é uma entidade vaga, desconhecida, mística que
vive em alguma parte no Grande Além.

Meu Deus para mim é meu Amigo, real, amoroso, pessoal, que vive dentro do meu Coração e da minha Alma.

Judith M. Gomez

O homem é feito à imagem de Deus, e a imagem de Deus só pode ser perfeita. A percepção que o homem tem de sua imperfeição é meramente um estado temporário de "sonho", de não ver a Luz interior, a Consciência de Deus. Uma vez que o "sonho" da imperfeição seja reconhecido como tal, já não precisamos sentir medo de Deus. Na realidade, Deus jamais poderia estar separado de você, caso contrário você deixaria de existir. Nossas criações inadequadas são meros erros de percepção do que realmente somos e de onde viemos. O Cristo está vivo dentro do seu Coração, no Coração de Deus, em todos os Corações; ele aguarda a expressão consciente do seu EU SOU.

DISPONHA-SE A FALAR E A OUVIR

Na Realidade de Deus, não existe separação alguma, não existe julgamento algum. Esses conceitos são criação do homem, ou, com mais propriedade, uma criação medrosa do homem. Ninguém é melhor, superior, inferior, mais ou menos do que os outros. Esse conceito envolve ser capaz de descobrir valores dentro de valores — ver além das aparências, além do julgamento, ser capaz de manter-se ereto na Luz de Deus e estar disposto a abandonar as ilusões criadas pelo homem. Muitas vezes isso pode parecer uma renúncia à própria vontade ou individualidade. Esse pensamento pode ser assustador para o eu "separado" que protege furiosamente seu ego. No entanto, assim que entendemos que essa crença sempre envolve dor, *stress*, medo, raiva, solidão e doença, começamos a admitir que ela talvez já não seja desejável. Nosso Eu-Verdadeiro, nosso Eu-Deus, nunca gera esses elementos em nossa vida. O Eu-Deus está em todas as pessoas, e temos esses elementos em nossa vida nesse exato momento. A maior dádiva de Deus a Seus filhos é o Amor: o ato de dar e receber Amor. Para diferenciar o Deus-Eu e o ego, é preciso ver como nos sentimos internamente.

Estamos em paz? Estamos alegres? Podemos dar amor numa determinada circunstância ou desejamos abrigar outros pensamentos de separação? Deus nunca nos abandonou, apenas as nuvens sombrias de formas-pensamento erroneamente criadas fixaram-se temporariamente em nossos corpos espirituais toldando nossa visão da abundância sempre presente de Deus.

Não precisamos ir a parte alguma para encontrar a Deus e nosso Eu-Verdadeiro. Ele está aqui agora, no interior, e temos a escolha (pois Deus concedeu a Seus filhos o dom da escolha) de escutar a voz do Amor ou as vozes do medo e da angústia.

Deus não é inatingível; esta é uma idéia errônea que tem sido perpetuada por muitas das religiões. Deus não está "lá fora", Deus está no Coração. Precisamos dar um passo de cada vez: conhecer e sentir, admitir nosso poder de escolha e assumir a responsabilidade pela escolha. Precisamos amar aquela pessoa que vemos no espelho todo dia e aprender a ser muito honestos com ela. Precisamos estar dispostos a deixar de cobrir a cabeça e tirar as emoções do nosso campo de visão.

É preciso ter fé para perceber e acreditar que você tem toda a força, Amor e apoio no Reino de Deus para comunicar-se plenamente e enfrentar todos os desafios que escolheu viver nesta encarnação. Tudo o que temos é o hoje. Tudo o que jamais temos é o **futuro sempre presente**. Os milagres só precisam de um segundo para acontecer. O tempo é um conceito do homem, outra de suas percepções equivocadas. Temos tudo de que precisamos, agora mesmo, para estarmos plenos, bem, felizes, em paz. Dê a si mesmo a dádiva de ser quem é, agora mesmo, pois este é o filho que Deus ama. Dê a si mesmo a dádiva de estar disposto a falar com o coração, e a dádiva de ser capaz de ouvir com o coração. É no coração que se encontra a **Verdade**. É o centro do 8º chakra, onde habita o Deus Interior, à sua espera.

O poema a seguir, de um amigo querido que agora está em Espírito, é um maravilhoso lembrete do que Deus deseja para nós:

Ó Senhor,   Faz-me observar para ser capaz de ver,
Faz-me escutar para ser capaz de ouvir.
Faz-me tocar para ser capaz de sentir,
Faz-me sentir para saber,
Faz-me humilde para crescer,
Faz-me esquecer para perdoar,
Faz-me perdoar para encontrar,
Faz-me orar para entender,
Faz-me dar para amar,
Ó Senhor,   Faz-me amar para manifestar que somos **um**.

Barão Kili DiPauli

DIZER A VERDADE — TORNAR-SE LUZ

As funções da fala e da escuta são reguladas pelo Chakra da Garganta. O Quinto Chakra rege os ouvidos, as cordas vocais e o centro dos pulmões. Como dissemos anteriormente, o fechamento da garganta é o que dá início ao ciclo vicioso de reter no Coração e no corpo a energia erroneamente criada de formas-pensamento. Ao abrir este Centro, começamos a nos equilibrar e harmonizar. A qualidade de nossa saúde melhora em direção ao bem-estar. Isto corresponde à nossa jornada para fora da concha da consciência do medo, da **consciência de viver para morrer**, para a **consciência de viver para curar**. O avanço diário dessa atitude de mudança evidencia-se no equilíbrio de nosso ser pessoal psicofísico.

A comunicação sincera pode exigir alguma prática. Estamos combatendo medos que foram colocados na Caixa de Pandora durante anos e anos, e talvez toda essa energia mal utilizada das formas-pensamento possa parecer uma confusão de escuridão, sujeira, falta de amor e raiva. Esta é a principal razão pela qual a maioria das pessoas não deseja sequer começar a lidar com esses pensamentos. Temos receio de perder o Amor, de não sermos queridos, de não sermos aceitos. Entenda que isto não é você; esses pensamentos não passam de uma falsa percepção, que você decidiu manter secreta por um longo, longo tempo. Deus o vê como perfeito. Existe perfeição dentro da sua imperfeição percebida.

Nós nos condicionamos à não-comunicação, à separação de nossos irmãos e irmãs e de Deus. Isso magoa; a mágoa e a solidão precisam ser admitidas e curadas. Deus nunca fere, apenas ama. É a nossa ilusão que cria a "aparente" separação: a luta da dualidade que começou quando cada pessoa deixou a Divindade. Nossa luta interior para encontrar a identidade no equilíbrio certo de nossas partes masculina (yang) e feminina (yin) é a luta para encontrar nossa individualidade. O conflito é como uma esfera cujas metades ligadas por um elástico buscam seu próprio livre-arbítrio. Contudo, quanto maior o desejo de ir em direções diferentes, maior a força de união entre as duas. Quando a pessoa se rende e se solta, "deixando Deus entrar", termina a batalha pela individualidade. Um indivíduo é "indivisível", assim como a energia de Deus é a trindade perfeita da união.

Aprender a ficar em sintonia consigo é um prazeroso processo por etapas que gera a fartura em todos os níveis da existência. A mágoa que podemos sentir são formas-pensamento guardadas bem no fundo da Caixa de Pandora, "reivindicando" sua ida à superfície. Procure perceber claramente que esses sentimentos não são o que você verdadeiramente é; portanto, não se vincule a eles. Simplesmente, deixe que eles aflorem e, em seguida, perdoe-se. Eles não passam de acúmulos de energia improdutiva e maldirecionada, procurando um canal de expressão — e é por isso que eles criam a doença. Confie em si mesmo e você trilhará o caminho da iluminação, onde a mudança é a única constante.

A energia de Deus é uma força criativa, e nenhuma energia pode ser contida sem buscar a expressão. Escolha a expressão para o exterior, através do amor e da participação, em vez da doença e da retenção. Desbloqueie a garganta e deixe sair a energia. Abençoe a energia, pois ela também vem de Deus, nossa Divina Fonte de existência. Não se julgue, pois todos os seres humanos no planeta estão passando pelo mesmo processo que você. Permita que eles sejam seus irmãos, e eles, por sua vez, farão o mesmo com você. Converta essa energia numa exteriorização, de Amor, Confiança, Fé e Perdão. Encontre a ligação interna com o seu Deus-Eu e, "Só por hoje, aceite as muitas bênçãos" que Ele tem a lhe oferecer.

Com cada sucesso e milagre do Amor, adquirimos força e compreensão para dar outro passo. É como aprender a andar. É uma forma de mobilidade que leva a qualquer nível que você desejar para vivenciar alegria, paz, plenitude, amor e saúde.

> "...Enquanto a pessoa não se comprometer, existe hesitação, a possibilidade de retroceder, e sempre a ineficácia. Com respeito a todos os atos de iniciativa (e criação), existe uma verdade elementar, cujo desconhecimento põe a perder incontáveis idéias e projetos esplêndidos: no momento em que a pessoa definitivamente se compromete, a Providência também se põe em ação.

"Tudo acontece para ajudar a pessoa, tudo o que, do contrário, jamais ocorreria. Toda uma série de acontecimentos surge da decisão, suscitando em favor da pessoa todo tipo de incidentes, encontros imprevistos e ajuda maternal, que homem nenhum poderia ter sonhado que viriam a seu encontro."

"Adquiri um profundo respeito por esses versos de Goethe:

'Faça o que fizer, sonhe o mais possível, e comece.
A audácia traz em si o gênio, o poder e a magia.'"

W. H. Murry

O FECHAMENTO DA GARGANTA — O FATOR CAUSAL

Como nosso centro está no nível do coração, precisamos ser capazes de comunicar o que sentimos. Devido a complexos que envolvem a sensação de falta de valor ou o sentimento de culpa, impostos por nós mesmos ou pelos outros, muitas vezes permitimos que sentimentos de restrição e limitação bloqueiem a função de comunicação da garganta. Assim, podemos reter — e na maioria das vezes o fazemos — no chakra da garganta tudo o que é sentido emocionalmente "por dentro". Fechar a garganta e não expressar os sentimentos do coração e do corpo é o começo da instabilidade no controle mental do equilíbrio da pessoa. Este é o Fator Causal de toda enfermidade: o medo de falar sinceramente com amor incondicional.

À medida que continuamos a reter mais emoções dentro de nós, mais atitudes relacionadas ao "farei amanhã" são colocadas na Caixa de Pandora; e o que é simples torna-se complexo. Achamos mais difícil entender por que estamos infelizes e por que sentimos mal-estar físico.

PADRÕES DE ENERGIA ETÉRICA DOS CHAKRAS

O diagrama da página seguinte mostra o padrão de energia etérica que surge quando o chakra da garganta no corpo é bloqueado, retendo emoções.

Os corpos etéricos (os chakras) estão em camadas, e dependem um do outro para funcionar corretamente. Pensamentos, emoções, fatores externos e alimentos são apenas algumas das causas que afetam cada corpo. Chakras desequilibrados, por sua vez, afetam todo o funcionamento do organismo.

Quando começamos o bloqueio na garganta, limitamos o fluxo de energia dos centros chakra-corpo etérico superior. Com o passar do tempo, o corpo fica desequilibrado, porque os hormônios segregados pelas glândulas superiores do corpo diminuem. Os hormônios foram restringidos, e sua produção foi limitada. Assim, os órgãos e glândulas receptoras do corpo físico também começam a funcionar mal.

Em geral, constatamos que as glândulas correspondentes aos chakras superiores estão produzindo menos hormônios e que um sintoma, na verdade, leva à manifes-

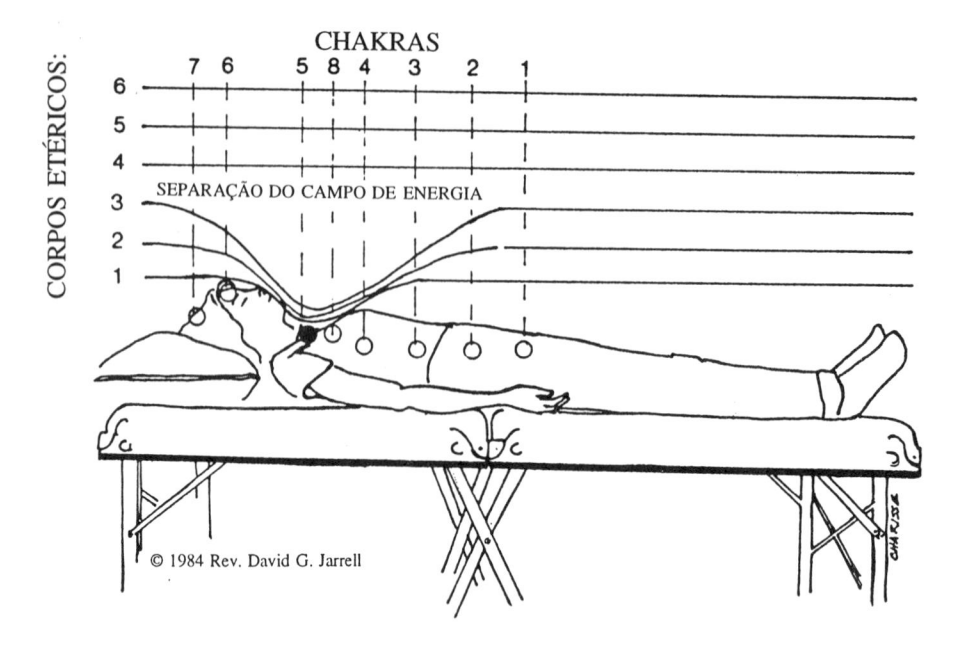

CHAKRAS

CORPOS ETÉRICOS:

SEPARAÇÃO DO CAMPO DE ENERGIA

© 1984 Rev. David G. Jarrell

tação de outros. Esta é a dinâmica do círculo vicioso. Quando a garganta bloqueia a ligação do Eu superior com o inferior, um sinal incorreto desencadeia uma reação complexa. Um corpo que apresente um mau funcionamento, além de receber determinado hormônio, envia uma falsa mensagem de que já não precisa desse hormônio; assim, diminui a produção das glândulas em questão. Por sua vez, a glândula já desequilibrada e o corpo sutil do chakra entram em desequilíbrio cada vez maior. As funções do corpo que dependem da ação equilibrada das glândulas são afetadas, e assim a espiral se alimenta de si mesma em progressão geométrica, capaz de levar a vários níveis mais profundos de disfunção química, emocional e espiritual. Constatamos que a produção de hormônios, o equilíbrio dos chakras, a função do órgão e a sensibilidade metabólica e neurológica afastam-se de um ponto estável de centralização. As exigências da vida cotidiana transformam-se num pontilhado de convulsões estressantes, que podem levar a um colapso do sistema imunológico.

Por exemplo, o que pode acontecer se somos incapazes de expressar o amor harmoniosamente espiritual compartilhado com outra pessoa? Constatamos que um bloqueio no Segundo e Sexto Chakras podem gerar dores como enxaquecas, ciclos menstruais irregulares, falta de ciclos menstruais, incapacidade de atingir o orgasmo ou dor durante os ciclos menstruais.

Se alguém tem uma enxaqueca, sabemos que, além de tratar a própria enxaqueca (um desequilíbrio da pituitária), é preciso tratar os ovários, na mulher, e a próstata, no homem. Ao desbloquear a garganta, o fluxo das comunicações do interior para o exterior, abrimos o canal para que os hormônios comecem a fluir adequadamente e instaurem a harmonia.

Em todos os estados de mal-estar, é imperativo voltarmos ao Fator Causal, a raiz e origem do desequilíbrio. O coração é o centro. É a limitação da expressão e/ou recepção do amor que limita a pessoa e causa o mal-estar. Abrir totalmente o coração, superar o medo, é encontrar o amor. Encontrar o amor é aceitar a Divindade dentro de nós. Somente quando começamos a entender que esta é a passagem para a harmonia começamos a conduzir o corpo físico para o despertar espiritual da saúde.

STRESS: A ENERGIA NÃO-QUALIFICADA

A humanidade veio à Terra para amar e ser amada e, quando isso não acontece, o resultado é o *stress*. O *stress* leva à desarmonia emocional, que acaba tendo um efeito sobre o corpo físico. Precisamos estar cientes da função da Consciência Superior do Espírito para poder haver equilíbrio. Todas as lições da vida advêm das manifestações passadas e presentes das lições não aprendidas, e de nossa capacidade ou incapacidade de resolvê-las harmoniosamente; ou somos bem-sucedidos, ou precisamos voltar àquela bifurcação do caminho.

Não resolver as lições que se nos apresentam é o fator subjacente ao mal-estar. O mal-estar é aquele estado de doença do corpo físico que afeta as funções inter-relacionadas dos órgãos e glândulas endócrinas responsáveis pela força vital equilibrada. Criamos mal-estar quando não queremos estudar nossa lição — não queremos liberar as emoções realisticamente. Restringimos o fluxo do Amor não querendo assumir a responsabilidade pelo Fator Causal. Ninguém neste mundo envia a você nada que você não tenha pedido, por projeção consciente ou inconsciente de pensamento.

O que acontece quando restringimos o fluxo de energia? Primeiro, o Chakra da Garganta fica desequilibrado, por reter emoções de mágoa, ressentimento, raiva e padrões autodestrutivos de pensamento de ego. Esses padrões irradiam-se para todas as pessoas que você encontra, para a casa onde você mora, para o alimento que você prepara... Sua influência destrutiva é ilimitada.

Se fecharmos a garganta para reter as emoções, começamos a acumular energia não específica dentro do corpo físico: contida por tempo suficiente, ela se transforma em doença física. Por quê? Por causa da simples não-abertura do Coração, da não-comunicação verdadeira (existe uma diferença absoluta entre falar e comunicar), do não-desejo de ouvir o eu interior gritando por socorro, por não tratar do assunto no momento em que começa a lição. O Coração limpa a Mente, o Corpo e as Emoções.

Acompanhar a correnteza significa lidar com as emoções exatamente agora, não amanhã. Se você não cuidar do hoje, o amanhã será um pouco mais difícil. Você estará carregando a dor emocional de ontem e a de hoje ao mesmo tempo. Portanto, solte-se, não carregue as emoções de ontem. Lide com ela no momento; abençoe a oportunidade de adquirir percepção, não importa de onde ela venha. Adquira compreensão ao lidar com o presente, e deixe-o ir embora. Transforme essa energia não-usada e não-qualificada em energia produtiva harmoniosa e dirigida para felicidade, alegria e amor. Esta é sua responsabilidade pessoal. Ninguém criou a sua desarmonia. A energia flui constantemente de Deus, e você a transforma em positiva ou negativa, em amor ou medo.

As lições da vida podem ser uma experiência de desenvolvimento na arte de amar, de viver numa realidade constantemente mais feliz, mais alegre, mais confortável, como Deus quer. Só precisamos continuar a aprender todos os dias a viver em aspiração espiritual, sabendo que cada dia traz mais oportunidades de verificar como transformamos e usamos a energia do Amor Incondicional de Deus.

A espiritualidade é uma espiral em constante expansão do vórtice da luz transformada que irradia de cada um de nossos Centros de Chakra, em contínua ampliação, ilimitada, infinita como o cosmos da criação. É um caminho de formas-pensamento que nos leva cada vez mais perto da harmonia dos sons celestiais de paz e de harmonia, guiando-nos ao longo do campo etérico de linhas de energia no sono e nas meditações, para voltarem ao corpo-mente-espírito consciente como combustível etérico para a jornada da alma, sabendo que virá o dia em que a personalidade já não será uma carga, e sim um veículo para vivenciar a Luz Divina de uma matéria: a Forma Divina.

Na consciência espiritual, toda matéria transcende a realidade percebida do homem inconsciente. À medida que aprendemos a personificar e a viver o exemplo da Consciência do Deus Vivo, outros entrarão em contato com nossa aura e serão transformados. Este é o caminho da espiritualidade. Não é um lugar, nem algo que possamos pegar. É a essência da energia de Deus, não vista, mas sentida, que nos motiva mais e mais além de nossa imaginação. É a centelha da vida; é Luz e Amor.

Capítulo Cinco

SINTONIA: O TRATAMENTO Reiki Plus®

O tratamento de si mesmo

Com o uso do Reiki para a cura de si mesmo, a pessoa eleva-se espiritualmente, aumenta o vigor físico e influencia toda a sua consciência.

O tratamento Reiki diário cria uma sintonia interior com as emoções, tornando mais fácil lidar com elas. As emoções prejudiciais vêm das ameaças ao ego, o centro do medo. O ponto central do **Reiki Plus®** é amar o Eu e o Deus em nós. Quando amamos nosso Eu como um todo e aceitamos nossa Presença na criação em conjunto com Deus, nosso ego medroso já não detém o controle: "Tu serás" passa a ser a consciência pessoal que se expande em Vontade Divina.

O Reiki proporciona um centro para direcionar produtivamente os sentimentos, os desejos e as necessidades humanas, para transcender o estado humano de limitação e atingir o estado ilimitado de Amor, felicidade e alegria. Deus, a fonte última do Reiki, sempre desejou que Seu Plano Divino de Felicidade, Alegria e Amor se tornasse manifesto nos corações de todos os homens; no entanto, a humanidade nem sempre esteve disposta a assumir plena responsabilidade pelas ações individuais. Essa atitude irresponsável gera a separação, o medo e a limitação no uso da energia ilimitada, que flui livremente de Deus: O Sopro Sagrado.

O uso do Reiki na vida pessoal oferece um meio de instaurar o equilíbrio, para obter a saúde da Mente, do Corpo e das Emoções. Se escolhermos essa via para nos abrirmos ao nosso Eu Divino, constataremos que não há contradições entre nenhuma verdadeira filosofia espiritual. O Reiki nos fornece os meios para ter acesso a uma fonte infinita de energia de cura e para usá-la para assumir total responsabilidade por nossa vida, para sermos totalmente Divinos em todos os prazeres e desafios da vida.

O Tratamento de outra pessoa

A energia Reiki advém da fonte de Deus por meio da concentração dos Mestres de Reiki que estão em forma de Espírito. Quando nós, como Praticantes do **Reiki Plus®**, colocamos as mãos em outra pessoa (como quando as colocamos em nós), entramos em sintonia com o Raio curador do Reiki.

A energia Reiki entra em nosso centro superior do coração, o Oitavo Chakra, o Sexto Corpo Etérico. Essa energia de cura abre o centro físico do Coração (4º chakra) para receber a energia de cura através da Coroa (7º chakra).

Quando a energia entra no centro do Coração, o corpo começa a encher-se de energia de cura. Ela fica armazenada, como uma reserva, no corpo físico. O agente de cura também está recebendo energia de cura enquanto trata de um paciente. O Praticante **Reiki Plus**® tem mais energia depois do que antes da cura.

Na cura Reiki, há apenas a doação (fluxo) de energia através do agente para o paciente. Nós **não eliminamos a dor trazendo-a para nosso campo de energia ou nosso corpo**. Tomar ou trazer para dentro de você a dor ou as emoções do paciente está em contradição direta com o Reiki. (Este tema será discutido mais extensamente na próxima seção sobre sintonia.) O Reiki proporciona equilíbrio de energia para harmonizar o corpo, a mente e as emoções de todos os que recebem essa Luz curadora.

SINTONIA COM A DOR DO PACIENTE

Não é incomum entrar em sintonia com a dor do paciente. Normalmente, o agente de cura registra a dor na mesma parte ou área do corpo onde se localiza a dor do paciente. Entretanto, isto não significa que o agente de cura esteja assumindo a dor, ou que vá conservá-la.

O nível de registro é, na verdade, um efeito de barômetro que diz a você, agente de cura, quanta energia o cliente vai requerer para equilibrar a energia na área dolorida ou desequilibrada. Quando a dor cede e o equilíbrio se restaura, o nível de dor na parte de seu próprio corpo também diminui, até que ambos ficam livres de quaisquer indicações de dor ou desequilíbrio de energia.

O **Reiki Plus**® não é um sistema para extrair nem para assumir a dor do paciente. Se verificar que fica com dor depois de concluída a cura, você desejou pessoalmente (consciente ou inconscientemente) reter o desequilíbrio psicofísico da outra pessoa. Tenho visto que este é um hábito comum de pessoas nascidas sob as influências astrológicas dominantes de Peixes e Câncer. Se no seu mapa natal o Sol, a Lua, o ascendente ou Vênus estiverem nesses dois signos zodiacais, ou se esses planetas natais ocuparem a casa de Peixes (a 12ª casa) ou de Câncer (a 4ª casa), você nasceu sensitivo. Essa sensibilidade, quando desenvolvida, leva ao nível de percepção chamado clarisenciência, sentimento claro. A clareza acontece quando se pode distinguir nitidamente a origem da energia e controlar a sua influência.

Aprender a perceber a diferença entre os próprios sentimentos e dores, e o equilíbrio de energia vindo e irradiado por outra pessoa ou por uma fonte de energia coletiva é algo que exige treino. Um procedimento muito simples é formular uma pergunta direta para pensar com objetividade, isto é: "Qual é a fonte desta energia que estou sentindo?" Isto é importante, pois os sentimentos (energia) afetam-nos em níveis subjetivos antes de manifestar-se numa forma objetiva ou discernível, tal como uma dor numa área específica. No entanto, é importante lembrar que a energia projetada pode ficar registrada dentro de você e mudar seu ânimo, que pode passar de feliz para menos vibrante ou até triste. Esse tipo de recepção registra-se, então, num nível mais subjetivo. Numa situação dessas, é (mais) difícil ter certeza de que a mudança da energia pessoal foi provocada pela sua resposta a uma projeção externa de energia, quer essa projeção tenha ou não sido especificamente dirigida a você.

A questão objetiva que você formula é: "Essa emoção é minha mesmo, ou estou sendo sensibilizado por uma fonte externa de energia?" Durante alguns instantes, olhe-se de fora ao enunciar essa pergunta. Dessa forma, você pode ter clareza. E, naturalmente, a prática é o melhor professor.

Um ponto importante a lembrar é que recomendamos enfaticamente fazer uma prece meditativa antes de começar a cura. Isso forma um escudo adequado de energia à sua volta, para protegê-lo do envolvimento emocional solidário, sem impedir que você registre as áreas desequilibradas do paciente.

Sua capacidade de sentir no próprio corpo os desequilíbrios do paciente é um estado desenvolvido de percepção consciente. É um excelente instrumento de orientação para criar o equilíbrio total de todas as partes do corpo do paciente.

Lembre-se de que o registro no seu próprio corpo persiste, bem como a sensação nas mãos, depois que a quantidade certa de energia **Reiki Plus®** é passada ao paciente.

SAIBA QUE VOCÊ É LUZ

Uma das técnicas de proteção é rodear-se de "Luz Branca" antes de uma cura ou antes de entrar num ambiente novo ou estranho. Com a prática, essa técnica em breve se transforma num ato automático (subconsciente). Quando percebemos que somos Luz e não precisamos imaginar a Luz à nossa volta, atingimos um nível superior de percepção.

O cansaço, a confiança sem reservas e a ingenuidade diante de falsas aparências que encobrem motivações inconfessadas tornam o praticante mais vulnerável à energia alheia. Nessas condições, faça uma pausa e projete uma Luz que, saindo de dentro, ocupa uma área cada vez maior à sua volta.

Para projetar essa Luz, comece lembrando que as trevas não podem derrotar a Luz. Assim, de dentro do seu Centro do Coração, a Luz Branca irradia-se no sentido vertical e horário (se for canhoto, anti-horário) em volta do seu coração. À medida que ela se intensifica e à medida que expande a cavidade do peito físico com um volume maior de energia, deixe que ela siga ao Plexo Solar (o centro do medo da insegurança do ego) e às glândulas supra-renais. Faça a energia subir pela garganta até o alto da cabeça, ao mesmo tempo que desce pelos centros inferiores, pernas e pés. Depois disso, irradie a Luz à sua volta como um casulo branco.

Durante esse processo de visualização, projete silenciosamente, da Mente para o corpo e região adjacente, que você é Amor, uma centelha de Deus, que nada pode causar-lhe dano, nem entrar permanentemente no seu campo de energia Alma-Espírito-Corpo.

Essa técnica pode ser usada a qualquer momento e para qualquer necessidade sua. No entanto, quanto mais sintonizados ficamos com a Presença de Deus, mais sabemos e lembramos que somos Luz. A Luz nunca nos abandona; entretanto, podemos, tolamente, esquecer a Presença de Deus e não permitir que a Luz seja uma parte consciente de nossa existência.

O CENÁRIO DA CURA

O cenário:

A sala onde você faz a cura deve ser propícia à instauração de padrões harmoniosos de energia. Isso inclui a decoração: as cores podem ser em tons claros de azul, púrpura e verde, com destaques rosa. Isso não é obrigatório para que a cura seja eficaz. Entretanto, relaxa o paciente e ajuda você a entrar em sintonia mental com a cura. O Reiki funciona numa rua movimentada, num avião ou em qualquer outro lugar.

O conforto do paciente e do agente de cura:

É melhor ter uma mesa com a altura adequada, ao lado da qual você possa ficar sentado ou de pé durante a cura. A mesa adequada proporciona conforto para as duas pessoas. Isto é particularmente importante, pois o tratamento pode durar uma hora ou mais. Se não dispuser de uma mesa de cura, uma mesa de refeições com uma almofada de espuma ou lençóis dobrados servirá muito bem. Se o paciente estiver preso à cama, posicione-o de forma que você possa alcançá-lo sem desconforto. Manter as costas retas é menos cansativo e permite um melhor fluxo de energia do que inclinar-se por um longo período. Se você não estiver se sentindo confortável, provavelmente não ficará sintonizado com o paciente como gostaria.

Use a imaginação para idealizar uma plataforma adequada de cura quando não for possível contar com instalações normais. O chão é o local mais desconfortável para o paciente, mas se for o único lugar disponível, use-o.

Vestimenta:

O paciente deve permanecer vestido durante a sessão de cura. Sugere-se tirar jóias, cintos com fivelas grandes de metal, sapatos ou adereços externos apertados.

Durante a sessão não esqueça de cobrir o cliente, para que ele fique aquecido enquanto descansa. Lembre-se de que o Reiki irradia calor, e, quando as mãos mudam de lugar, ocorre um esfriamento. Se a sala for fria, o cliente pode sentir muito frio; portanto, cubra-o com uma coberta leve. (Isso pode acontecer mesmo durante o verão.)

Higiene:

Lave sempre as mãos e os braços antes e depois de uma cura. No caso de tratar de uma infecção aberta, use luvas de borracha esterilizadas. Caso contrário, não encoste na área afetada, ou cubra-a com uma gaze esterilizada, se precisar tocar no corpo. Se você estiver com um corte aberto ou uma área infeccionada na mão, use luvas esterilizadas ou não faça tratamento enquanto não estiver totalmente curado. Mantenha toda a área de tratamento rigorosamente limpa.

Música:

A música meditativa é muito conducente ao relaxamento do paciente e do praticante. A harpa e a flauta são, de longe, os melhores instrumentos, capazes de harmonizar as energias emocionais sutis da pessoa. Isto deixará o paciente mais receptivo, acelerando o ritmo da cura. Algumas músicas eletrônicas são compatíveis com a energia sutil da cura, mas seja seletivo, pois muitas músicas eletrônicas não se harmonizam com os corpos sutis, os chakras.

Uso de pedras preciosas ou semipreciosas:

Constatei que uma ametista, colocada embaixo da mesa de cura, é um excelente meio de irradiar energia transmutadora. Há muitas pedras preciosas que podem ser usadas para tipos específicos de desordens físicas, mentais e emocionais. Sugiro que você pesquise o assunto na literatura, se precisar de mais informações.

Sintonia do praticante antes da cura:

É de máxima importância que você esteja internamente harmônico, "centrado". Quando você está totalmente sintonizado com o propósito de ser um canal aberto para a cura, uma quantidade maior de energia pode fluir por seu intermédio para o paciente. O Reiki sempre funciona, a menos que você esteja bloqueado; no entanto, se o agente de cura estiver em estado de harmonia, o paciente se descontrai muito mais depressa. Nossas auras expressam instantaneamente nosso estado de Mente, Corpo e Emoções.

Se você pretende praticar a cura regularmente, é bom ter uma área especial da casa destinada apenas à cura e à meditação. A energia de cura permanecerá na sala, deixando você mais "carregado" sempre que trabalhar naquele local. Mantenha-o livre de vibrações desagradáveis.

Limpeza da sala, antes e depois de uma sessão de cura:

Queimar salva é um excelente meio de purificação para eliminar energia antiga ou indesejável. A salva deixa um aroma agradável na sala.

Pode-se queimar uma mistura de sulfato de magnésio e álcool (para fricção) num recipiente não inflamável. Essa mistura transmuta qualquer energia negativa ou resíduo de emoção do paciente. Funciona com base no princípio químico da liberação de magnésio contido no sulfato de magnésio pela energia do fogo. É semelhante às propriedades funcionais da pedra ametista, cuja cor púrpura se deve à presença de magnésio. O magnésio é o mineral do Chakra do Coração.

Invocação da cura:

Eu gosto de queimar uma vela branca para representar a Presença de Deus, quando faço uma cura. Nunca use uma vela preta na cura. A vela branca representa a "Chama da Luz de Deus".

Prece para convidar Cristo a estar presente na cura:

Faça uma prece no início da cura. Acho que é muito propício fazer uma prece imediatamente antes de colocar as mãos sobre o paciente. A prece é uma ferramenta muito especial para sintonizar o Praticante e o Paciente com o propósito e o intento da sessão de cura.

Esta é uma prece que costuma tocar o Coração:

Mãe-Pai Deus, cuja Luz habita no coração de toda a criação, possa esta Luz e a Presença de Cristo rodear-nos, proteger-nos e fluir por nosso intermédio. Que este Teu filho (diga o nome do paciente) tenha uma cura completa e irreversível, na mente, no corpo e nas emoções. Que (nome do paciente) abra seu coração para a experiência e participe da responsabilidade por essa cura, sabendo que todas as curas são bem-sucedidas quando o paciente deixa Cristo entrar. Em Teu nome rezamos.

O tratamento:

Trate o corpo inteiro. Você deve fazer uma consulta prévia com o cliente a fim de entender o desequilíbrio; são necessárias três ou mais sessões para instaurar o equilíbrio inicial de energia da "curva da cura". No entanto, faça tantas sessões quantas forem necessárias para a cura.

Trate a área afetada enquanto houver energia Reiki fluindo de suas mãos; só depois de interrompido o fluxo você deve passar para a outra área. As mãos sempre indicam quando o órgão, a glândula endócrina, o osso ou o músculo atingiram o equilíbrio, pois nesse momento diminui a energia, a sensação ou a atração magnética da área em tratamento.

O Reiki funciona mesmo que você não possa tocar o corpo por causa da natureza do ferimento ou do estado emocional do paciente. Isso se aplica particularmente a queimaduras de terceiro grau, feridas abertas ou outras feridas nas quais não é aconselhável tocar devido ao possível desconforto do paciente ou do perigo de infecção.

Toque: atitude profissional

Não toque as partes íntimas do corpo do paciente. Não é necessário entrar em contato direto com o corpo do paciente para que o Reiki entre nele.

No caso de o paciente usar a energia do Segundo Chakra para criar ou permitir a excitação física, basta pensar na cor rosa. Projete a cor rosa sobre o paciente para equilibrar o Segundo Chakra e redirecionar essa energia para uma reação de amor universal. Se o paciente não reagir a essa "técnica rosa", dobre os joelhos dele, levantando-os enquanto os pés ficam apoiados na mesa.

Você precisa saber que nem todas as pessoas que vierem até você em busca de cura têm uma consciência totalmente equilibrada. Muitas pessoas confundem Amor Universal com desejo físico. O Reiki é um Amor suave, tocante. Ele lhe dá uma oportunidade de ajudar seus clientes a expandirem a percepção, a entenderem que o toque expressa o Amor em muitos níveis.

Conversa durante a cura:

Uma conversa tranqüila pode ajudar, principalmente se o paciente estiver disposto a se abrir e a falar sobre as emoções relacionadas com seu mal-estar. Não pense que é necessário investigar a causa se o cliente a desconhecer ou não estiver propenso a falar sobre esses sentimentos.

Há momentos em que a conversa sobre emoções pode inibir o processo de cura, provocando desnecessariamente tensão, dor e remorso. Como o Reiki funciona em todos os níveis do Corpo, da Mente e das Emoções, não pense que você, como agente de cura, precisa dar conselhos. Quando você transmite a energia curadora Reiki para eliminar a dor física, o cliente, no seu próprio ritmo, vai se interiorizar e começar conscientemente a entrar em contato com os fatores emocionais que resultaram nesse mal-estar específico.

O ruído que causa distração, as crianças brincando e a tevê ligada não são propícios a uma sessão de cura. Se você precisar ser interrompido para falar com alguém, é melhor sair da sala de cura. Use seu discernimento.

Pressão das mãos:

Relaxe as mãos e coloque-as suavemente no corpo na posição adequada. Qualquer pressão ou peso das mãos causará desconforto ao paciente.

Para assegurar o relaxamento das mãos, você precisa estar à vontade. Se estiver fazendo força no lugar onde está sentado ou de pé, mude de lugar. Como se diz tantas vezes, "Se você não se sente confortável, não é Reiki". A menos que você não esteja fazendo esforço, ficará pensando mais no seu desconforto do que no fluxo de Reiki para o paciente. Nesse caso, em vez de pensar na cura, você começará a pensar: "Quando é que isto vai acabar?" O cenário de cura precisa ser confortável para você, exceto em emergências, quando as necessidades do paciente devem vir em primeiro lugar.

É importante considerar as necessidades do cliente. As variáveis são muitas, devido às diferenças das pessoas que você trata. Vou enumerar as que aparecem sistematicamente na maioria dos clientes.

1. A temperatura da sala está fria ou quente demais? A temperatura deve ser agradável. Uma corrente fria de ar condicionado ou uma janela aberta podem deixar

o paciente com frio. Como ele será aquecido pela energia de cura, uma área não coberta, recém-tratada, está sujeita a esfriar rapidamente; portanto, se for inverno ou se a sala for fria, coloque uma coberta leve sobre a pessoa.

2. É preciso colocar um travesseiro sob a cabeça do paciente? Alguns pacientes sentem mais conforto com um travesseiro.

3. É preciso colocar um travesseiro sob os joelhos do paciente? Um travesseiro sob os joelhos tira a pressão da área da medula inferior. As pessoas que sofrem de problemas na base da coluna e as mulheres com útero inclinado precisam de um travesseiro sob os joelhos. Uma mulher grávida precisará ser tratada deitada de lado. Coloque um travesseiro (ou vários) sob o feto, por uma questão de conforto, e outro entre as pernas dela. Ela será sua melhor orientadora, portanto pergunte o que ela quer.

Acima de tudo, ajude seu cliente a ficar confortável no cenário de cura. A temperatura, a iluminação, a música e muitos outros fatores precisarão ser levados em conta. A experiência lhe dará outras idéias sobre a forma de melhor atender as necessidades de seus clientes. Seja amoroso: esse é o fator mais importante. O cliente está com você para ser amado. O Reiki é amor. Ele flui para o seu Centro de Cristo vindo de Deus. Fique em estado de Graça e desfrute a experiência de compartilhar o Amor Divino Incondicional de Deus. Limpe a mente e solte-se, deixe Deus entrar.

A CURVA DA CURA

A curva da cura é o intervalo de tempo decorrido entre o estado doentio e a volta ao estado saudável (bem-estar). O mal-estar físico é energia desequilibrada nos corpos emocional, mental, de consciência superior e etérico-espiritual, que se manifestou no corpo físico. A localização do mal-estar está diretamente relacionada com o desequilíbrio "acima" que se instalou no corpo "embaixo".

Todos os estados de mal-estar anatômico físico correspondem a um desalinhamento emocional anatômico esotérico que não foi adequadamente resolvido. Em outras palavras, as "marcas" na Caixa de Pandora começaram a transbordar para o corpo, e a afetar seu funcionamento. O *stress* não-resolvido gera uma doença (patologia), um resultado do trauma.

Trabalhamos com esses traumas "despertados" percebendo a energia física da pessoa. No entanto, lida-se com o estágio emocional em níveis mais sutis, na maioria dos casos. No texto a seguir, vou apresentar vários níveis de limpeza que ocorrem simultaneamente no paciente. Lembre-se de que trabalhamos em três níveis: Corpo, Mente e Emoções, e que a energia do Reiki, através da modalidade do **Reiki Plus**®, efetua mudanças multidimensionais. Essas mudanças precisam ser entendidas para que o praticante seja capaz de ajudar o paciente a atravessar o período de realinhamento com um estado de espírito positivo.

Eliminação da dor por meio de tratamentos adequados

As desordens físicas caem em uma dessas três categorias genéricas (graus de desequilíbrio): **agudas** (inflamatórias), **subagudas** (menos inflamatórias), **crônicas** (estado persistente). Nos tratamentos Reiki, o cliente passa por esses três estados, como fases do processo de cura. Não importa em que categoria ele possa estar no começo do processo de cura; vai passar primeiro pelos sintomas agudos, depois subagudos, e por fim crônicos. O período médio de tempo é de três dias, se os tratamentos forem ministrados três dias em seguida. A razão para os três tratamentos em seqüência para desequilíbrios físicos problemáticos (distúrbios patológicos) é restabelecer rapidamente o equilíbrio, eliminando ao mesmo tempo qualquer dor e as toxinas do corpo.

Assim, o paciente e o praticante precisam concordar com a programação de três tratamentos em seqüência; além disso, serão feitas outras sessões a intervalos regulares. Uma pessoa atinge o estado de saúde restabelecendo progressivamente o equilíbrio dos padrões de energia, o que resulta numa contínua produção de energia saudável.

Tratar de maneira aleatória ou não-sistemática significa, na maioria dos casos, revolver os bloqueios de energias sem resultados eficazes. Isso é pior do que absolutamente não tratar a pessoa. Na verdade, se o cliente estiver disposto a assumir o compromisso, não comece o tratamento sem explicar o procedimento e deixar claro que os resultados dependem da participação e da decisão do paciente de ficar saudável. Mencione o "Contrato de Cura".

Acionar o motor

Quando as partes do corpo começam a ser estimuladas pela energia de cura, uma das reações mais comuns é dizer: "Está doendo mais", o que pode não corresponder inteiramente à verdade. O corpo é um instrumento em sintonia fina, que funciona de uma forma ao mesmo tempo simples e complexa; cada parte tem uma função específica, mas muitas partes apóiam-se reciprocamente numa emergência. Também podemos ver o corpo como o motor de um carro, o que ajuda a entender o que é "acionar" uma parte ou órgão desequilibrado ou em disfunção.

Um pistão novo num motor velho precisa ser calibrado e encaixado antes de começar a funcionar sem problemas. O mesmo se aplica a uma parte desequilibrada do corpo, porém a reação é um pouco diferente. Quando começa o equilíbrio, os nervos enviam mensagens ao cérebro: "Estou sentindo uma diferença aqui." Isto significa: "Estou começando a funcionar." A percepção da dor é o "despertar" dos nervos, tecidos e suprimento de sangue na área desequilibrada, dando início à liberação de toxinas (formas-pensamento). Ao mesmo tempo, começam a substituição de nutrientes, o devido equilíbrio químico do corpo e a reorganização da bioquímica, levando ao restabelecimento da saúde.

O estágio agudo é o registro inicial de mudança no corpo, o começo do movimento em direção ao bem-estar e à saúde. Isso nos leva a um processo de purificação e aos três estágios da cura da curva, que explicamos a seguir.

Toxicidade — processo de purificação

Quando a energia Reiki entra no corpo, há uma liberação em larga escala de materiais tóxicos retidos em células mortas ou em mau funcionamento, em fluidos corporais inertes ou sem circulação, em estruturas linfáticas bloqueadas, e nos fragmentos de tecidos decompostos. Os tecidos e os órgãos que armazenam toxinas (formas-pensamento) no corpo são pontos onde, durante a cura, a sensibilidade neurológica será maior. Quando a energia equilibradora entra no corpo, ela começa a estimular as partes desequilibradas, provocando diversas reações.

Uma das reações mais comuns decorre da remoção de toxinas que são liberadas no sistema cardiovascular e linfático e depois nos pulmões, no fígado, na pele e no trato gastrointestinal, para eliminação. A maior parte dessa liberação de toxinas acumuladas vem do fígado.

Essa liberação, na maior parte das vezes, a princípio faz com que o paciente se sinta pior do que antes do tratamento. É preciso entender que o corpo inteiro vai desintoxicar-se em proporção direta à quantidade de toxinas que contém. Este é o estágio "Inflamatório ou Agudo" da cura. Na verdade, não é incomum que uma pessoa tenha uma recaída, ficando um pouco pior do que antes do tratamento. O grau de agudeza nos indica o verdadeiro grau de toxicidade do cliente. Se isso acontece no corpo todo, não se restringindo à área desequilibrada, podemos concluir com segurança que o nível de desequilíbrio psicofísico está presente há algum tempo, ou que o cliente fez recentemente uma dieta altamente tóxica para seu metabolismo.

À medida que o tratamento prossegue no segundo e terceiro dias, o corpo continuará a melhorar, pois a energia equilibrada substitui a energia desequilibrada.

Esta seção dificilmente ficaria completa sem mencionar uma região muito negligenciada do corpo, o trato gastrointestinal. Os intestinos sempre desempenham um papel importante: a acumulação tóxica do corpo. O trato gastrointestinal tem uma função muito importante na manutenção da saúde. Infelizmente, é a área mais freqüentemente negligenciada. Se este é o seu caso ou o do seu cliente, espero que o texto abaixo faça com que você entenda melhor a função do intestino delgado e grosso e a importância do funcionamento freqüente do intestino.

Primeiro, deixe-me dizer que concordo com os drs. Bernard Jensen, D.C., e Robert Gray, quando afirmam que a doença física está diretamente relacionada com o estado do trato gastrointestinal. Em segundo lugar, não vamos esquecer os paralelos sincronísticos em cada nível de mal-estar: o todo é composto pelas partes.

Muitas pessoas acreditam que "somos o que comemos". Isto nem sempre pode ser verdade, mas sugere que qualquer atração por alimentos errados irá estimular continuamente o desequilíbrio. A alergia é um exemplo: a pessoa sente forte desejo pelo alimento que desencadeia a reação alérgica, gerando *stress*, trauma e sintomas específicos físicos e emocionais.

As pessoas que ingerem alimentos que estimulam a alergia e formam o muco começam a limitar a função do trato intestinal de várias formas. Os alimentos não são adequadamente digeridos, nem seus nutrientes absorvidos pelas paredes intestinais, devido ao excesso de muco. Quando os alimentos com muco são consumidos em quantidades maiores que a de verduras e legumes crus, frutas, sucos, água e outras substâncias que não formam o muco, começa o acúmulo de muco nas paredes do cólon. A dieta equilibrada com 60% de alimentos crus e o jejum pelo menos duas vezes por ano para limpar o cólon, fazem com que o intestino funcione duas vezes por dia. O funcionamento doloroso, difícil ou infreqüente dos intestinos, com fezes que não se dissolvem com a descarga do vaso sanitário, indica a presença excessiva de muco. Dietas contínuas desse tipo contribuem para deixar o corpo sensível. A essa altura, o desequilíbrio psicofísico prepara o terreno para a doença, que ele deseja e de que precisa.

Como, na cultura ocidental, é difícil alimentar-se sem consumir substâncias que formam o muco, considera-se uma boa prática de saúde consumir uma quantidade suficiente de legumes e verduras cruas, e beber bastante água e sucos naturais (os sucos devem ser diluídos em 50% de água para diminuir o teor de açúcar).

Em geral, considera-se que as cápsulas de ervas e os chás de confrei-pepsina ou confrei-feno grego são benéficos para fragmentar o muco do sistema. Pimenta vermelha-de-caiena, não cozida, também é um excelente agente demucosificante para os pulmões e intestinos.

"O volume total de fluido que entra no intestino delgado a cada dia é de cerca de 9 litros... Esse fluido deriva da ingestão de fluidos (cerca de 1,5 litro) e de várias secreções gastrointestinais (cerca de 7,5 litros). Aproximadamente 8 a 8,5 litros do fluido no intestino delgado são absorvidos; o restante, cerca de 0,5 a 1,0 litro, passa para o intestino grosso. Ali, a maior parte é absorvida. A absorção de água pelo intestino delgado ocorre por osmose... através das células epiteliais... O ritmo normal de absorção é de cerca de 200 a 400 ml/hora. A água pode passar pela mucosa intestinal nos dois sentidos. A absorção de água no intestino delgado está associada com a absorção de eletrólitos e alimentos digeridos a fim de manter um equilíbrio osmótico com o sangue."

Tortora e Anagnostakos
Principles of Anatomy and Physiology, 4ª edição, p. 617

Banhos para desintoxicar e aliviar a dor

A limpeza do corpo de toxinas, tensão e dor pode ser facilitada pelo banho. Se você ou o seu cliente estão sentindo dor muscular ou inchaço nos tecidos, use uma xícara de sulfato de magnésio numa banheira com água quente para uma imersão de 20 minutos.

Se a intoxicação do cliente for devida a *stress* emocional, faça com que ele use 450 g de sal de cozinha e 450 g de bicarbonato de sódio num banho de água quente. Se o cliente tiver medo ou sintomas semelhantes, diga-lhe para permanecer no banho apenas por um período "confortável" de tempo, sendo 20 minutos o ideal. A freqüência dos banhos desintoxicantes pode ser regulada de acordo com a necessidade do cliente. Faça com que o cliente tome um banho depois da cura inicial e, posteriormente, quando sentir necessidade. O equilíbrio mental, físico e emocional será beneficiado.

Os clientes afirmam que o banho de sal-bicarbonato de sódio realmente elimina os sentimentos e pensamentos residuais percebidos e/ou confrontados durante a sessão de cura. Se o seu cliente estiver fragilizado, diga-lhe para estipular a duração do banho de acordo com seu conforto emocional. Um descanso de 20 minutos em total tranqüilidade, depois do banho, faz parte do tratamento.

"Formas-pensamento" — as ilusões das emoções se tornam físicas

O trauma não é apenas *stress* emocional. O intelecto pôs para fora um número suficiente de "formas-pensamento", que agora habitam o corpo como um elemento estranho — isto é, infecção, câncer, depósito de cálcio, partes do corpo em disfunção, etc. Criamos na realidade física (nossa ilusão) um estado desequilibrado que "reflete" os desequilíbrios do corpo etérico. Naturalmente, não podemos esquecer que o Coração é nosso centro e sempre respondemos (consciente ou inconscientemente) através dele. Portanto, nossas "formas-pensamento" têm correspondência direta com o que sentimos com relação a nós mesmos, ao amor e seu oposto, o medo.

Quando uma pessoa faz descer, dos níveis etéricos, desequilíbrios de energia emocional (medo, em vez de amor) como formas-pensamento, o corpo, inconscientemente, dá início a reações complexas que estimulam esse desequilíbrio. Esse estímulo ocorre em todos os níveis de nossa existência: os alimentos que geram deficiências nutricionais; as relações (amigos ou amantes) que estimulam o coração e fazem com que a pessoa, sem ter consciência disso, reaja na recíproca a atitudes das quais não gosta; influências ambientais que intensificam a situação; e padrões de pensamentos que proporcionam situações de confronto para forçar o reconhecimento do verdadeiro Fator Causal do desequilíbrio (mal-estar, patologia, etc.): a própria pessoa.

Portanto, a essência de todas as patologias, sejam elas físicas, emocionais ou mentais, é em primeiro lugar a incapacidade da pessoa de amar a si mesma, persistindo em considerar-se pessoalmente sem valor, culpada e nascida em "pecado original". O Princípio **Reiki Plus**® mais difícil de aplicar, e conseqüentemente o mais importante, é: "Somente por hoje, vou aceitar minhas muitas bênçãos." Isto significa aceitar o Eu. Amar o Eu. Permitir que a Consciência de Cristo "EU SOU" se ilumine e o "Eu-Cristo" comece a irradiar dentro do coração, alcance o corpo físico e exalte o "Eu Deus".

É por meio desse processo simples — a visão de si mesmo como alguém digno do Amor e das Bênçãos de Deus — que o mal-estar se transforma em felicidade, alegria, paz, amor e bem-estar. Pare um momento e pense nisso. Somos todos Luz, a Luz de Deus, e Deus nos fez à Sua Imagem Perfeita. O Deus da Luz não é um Deus de ira, fogo e condenação. Deus é Amor, Paz e Alegria. A humanidade criou o medo de Deus por causa de seus juízos de valor, que são usados para controlar os atos de livre-arbítrio, judiciosos e prudentes, dos homens. Precisamos lembrar: Deus tem apenas duas Leis, e o homem tem milhares. As Leis de Deus dizem simplesmente: "Ama ao Senhor teu Deus com todo o teu Coração, com toda a tua Alma e com toda a tua Mente; e ama a teu próximo como a ti mesmo." Tão simples que poucos seres humanos realmente dominaram a compreensão do Corpo, da Mente e das Emoções (Coração, Mente e Alma ligados pelo Espírito).

É pela vibração superior do Amor, do nível da presença de Deus do Coração (8º chakra), que a Vontade Divina pode manifestar-se e a humanidade pode livrar-se dos pensamentos tóxicos da culpa e do medo. Assim, é essencial que o Amor se torne a Luz norteadora de todos os aspectos da vida, para que a saúde, a felicidade e a alegria sejam parte da existência humana.

Capítulo Seis

JEJUM

O jejum tem muitos benefícios e propósitos, entre os quais: manter a saúde, prevenir os distúrbios físicos e efetuar uma limpeza nos períodos de mal-estar. As opiniões sobre o jejum são muito variadas e correspondem a diversos tipos de jejum, com duração e intervalos diferentes. Pesquise o assunto, se quiser conhecer esse amplo leque de opiniões.

Este Capítulo apresenta um procedimento de jejum que pode ser utilizado para remover o muco do trato gastrointestinal e também eliminar cálculos biliares.

Observe que, se tiver qualquer dúvida sobre a conveniência ou não de jejuar, é melhor entrar em contato com um praticante holístico qualificado e formado: um médico, um quiroprático, um nutricionista. Há casos, como o diabete, em que só se deve jejuar sob a supervisão de um especialista qualificado, ou não jejuar, se for aconselhado nesse sentido.

O modelo de jejum dado a seguir é um procedimento geralmente aceito que, em circunstâncias normais, resultará em maior produção de energia, melhor padrão de nutrição e de absorção do alimento no intestino.

Jejum — Preparação

O corpo precisa ser preparado para o jejum. Começar o jejum sem preparação adequada provocará uma ruptura no ritmo natural do corpo. Este não é o objetivo do jejum. O objetivo é limpar o corpo de muco, toxinas e cálculos biliares, promovendo ao mesmo tempo uma melhoria no nível geral de saúde e bem-estar.

A forma de preparar o Corpo e a Mente depende de sua dieta atual. Se você consome muita carne, queijo, trigo, laticínios (leite, iogurte, nata, manteiga de leite de vaca ou cabra), açúcares, cafeína, doces, ovos e chocolate, o seu tempo de preparação será maior do que o de uma pessoa que consome alguns ou nenhum desses alimentos. A preparação consiste em eliminar da dieta, num ritmo gradual, esses alimentos que formam o muco. Com a eliminação gradual desses alimentos, o que se quer é fazer o intestino funcionar com a freqüência adequada, duas ou três vezes por dia. Para isso, é bom comer a salada Reiki (receita a seguir) duas vezes por dia e tomar de 6 a 8 copos de água. Durante esse período de eliminação, consuma alimentos que não produzam o muco.

Uma vez eliminados da dieta todos os alimentos que formam o muco, você estará em condições de saber quando está pronto para o próximo passo. Para tanto, é preciso verificar o funcionamento do seu intestino. Você deve procurar saber quando está eliminando fezes sem muco. As fezes sem muco são compactas e fragmentam-se com a descarga do vaso sanitário. Isto não significa fezes moles.

É importante observar quando você deixa de eliminar fezes antigas e secas, que vêm do muco acumulado no revestimento do trato gastrointestinal. Essas fezes têm odor pútrido e muitas vezes têm a aparência de blocos compactos de matéria fecal envelhecida. É isso que impede a devida absorção de nutrientes dos alimentos e suplementos.

Assim, você limpou as fezes mucóides do cólon com a salada, a água e a eliminação de alimentos mucosos. Sua dieta agora consiste em legumes e verduras cruas, brotos, sucos, frutas e alguns grãos e nozes. Agora, você pode começar o verdadeiro jejum para limpar as toxinas do sangue, do fígado, da linfa e das células do corpo, e em seguida eliminar eventuais cálculos biliares.

Os alimentos do jejum

O suco de maçãs cruas, cultivadas organicamente, e não pasteurizado é a melhor opção. O objetivo do jejum é eliminar as toxinas, e não aumentá-las. O suco de maçã deve ser diluído em água de fonte ou sem produtos químicos, em partes iguais. A menos que esta seja a orientação de um Praticante, não creio que a água destilada seja boa para todas as pessoas, em jejum ou não. A água destilada exige que você reponha os sais minerais residuais que ela não contém. Isso pode ser conseguido com água do mar ou sais homeopáticos de múltiplos tecidos.

Você precisa beber (devagar) no mínimo oito copos de suco por dia, e comer pelo menos uma xícara da salada Reiki. Beba água à vontade.

SALADA REIKI

Ingredientes: repolho verde, couve-flor, beterraba crua, aipo, alho e cebola. Rale quantidades iguais de repolho e couve-flor. Mantenha num recipiente fechado durante mais ou menos uma semana. Depois, quando você estiver pronto para comer, rale a beterraba crua, corte o aipo (alho e cebola a gosto, se quiser). Eu acrescento também sementes cruas de girassol.

Molho: óleo de semente de gergelim (óleo de girassol ou óleo de oliva prensado a frio também são ótimos), vinagre de maçã, água e ervas para temperar.

Coma 1/2 xícara duas vezes por dia para limpar os intestinos do muco. Pode-se consumi-la como uma salada comum, a cada dia com uma refeição, ou como único alimento para limpeza durante o jejum.

O objetivo da salada é manter o intestino funcionando todos os dias do jejum. Durante o jejum, o intestino precisa funcionar no mínimo uma vez por dia. Se você preferir não comer a salada, precisará fazer uma lavagem todas as noites para remover as toxinas do cólon. Não esqueça de que jejuar significa limpar o corpo de toxinas, e muitas delas vão diretamente para o cólon. Se não forem eliminadas, as toxinas do fígado, do sangue e das glândulas linfáticas provocarão maior desequilíbrio e reação física na Mente e no Corpo do que antes de você começar o jejum. Elas ficam, por assim dizer, armazenadas à parte, sem afetar o corpo, mas, quando liberadas pelo jejum, sua ação é muito potente.

Passos do jejum

Na véspera, coma apenas frutas cruas, para ajudar a limpar eventuais alimentos do sistema. Beba bastante água e suco de maçã. Jejue durante três dias, com suco e salada. Quando terminar o jejum, não faça uma refeição pesada. Se a sua primeira refeição for arroz integral e legumes cozidos no vapor, o corpo reagirá mais favoravelmente do que se você fizer uma refeição pesada. Não comece ingerindo quantidades excessivas de alimentos mucosos. Na verdade, talvez você descubra que sente menos ou nenhuma vontade de comer esses alimentos.

Você pode ajudar a eliminar o muco usando a erva confrei, em forma de chá ou de cápsulas, combinada com pepsina ou feno-grego. O confrei e a pepsina auxiliam a digestão e estimulam o bom funcionamento do intestino.

Cálculos biliares

Há dois tipos de cálculos. "Tradicionalmente, os cálculos biliares são classificados de acordo com sua composição. Essa informação foi então usada para demonstrar a causa da formação de cálculos. Isto já não é considerado válido. Em geral, o núcleo de todos os cálculos contém uma mistura de colesterol, bilirrubina e proteína. (*Encyclopedia Medical Dictionary* Tabers, 12ª edição, 1973, p. G-3)." Um dos tipos é provocado pelo alto consumo de carboidratos e é chamado de "filamentos verdes". A maioria das pessoas tem alguns deles, exceto as que seguem uma dieta livre de carboidratos, o que é um tanto raro em circunstâncias normais. O segundo tipo são as pedras formadas de cálcio, decorrentes do alto teor de acidez do metabolismo e da dieta. A dissolução dos dois tipos de cálculo na vesícula requer um diferente jejum de líquidos. Para o primeiro tipo, os cálculos de carboidratos, faz-se o jejum de suco de maçã descrito anteriormente. Os vegetarianos tendem a ter um metabolismo alcalino e consomem maiores quantidades de carboidratos para obter energia.

Para o segundo tipo, os cálculos de cálcio, jejue com suco de limão e água. Quem consome muita carne e refrigerantes, tem um metabolismo ácido ou teve um diagnóstico médico de cálculos de cálcio, deve tomar suco de limão e água durante três dias. Não acrescente, repito, não acrescente xarope de bordo à água do limão. Ele muda o equilíbrio do açúcar-insulina e provoca hipoglicemia em pessoas que não são hipoglicêmicas. Siga o mesmo procedimento de jejum dado anteriormente durante três dias para os dois tipos de cálculos.

Eliminação dos cálculos

De manhã, no terceiro dia, tome 4 onças de óleo de oliva prensado a frio e uma xícara de água quente com o suco de um ou mais limões. Volte para a cama, deite em posição fetal do lado direito e descanse. O intestino deverá funcionar dentro de 3 a 4 horas. Programe-se para passar o dia descansando ou fique em casa até o intestino parar de funcionar. Continue a tomar o suco do jejum durante esse dia.

Quando voltar a comer, siga as sugestões da seção anterior.

Com que freqüência jejuar

Considera-se uma boa prática jejuar pelo menos duas vezes por ano, no fim do inverno e do verão, época em que a dieta deve ser adaptada à nova estação e às mudanças do clima. Acima disso, é preciso ter moderação. Muitas pessoas jejuam todo mês, outras a toda mudança de estação. No entanto, sempre que sentir o corpo intoxicado ou mucoso, é uma boa idéia jejuar.

O jejum semanal, na verdade, toma três dias: um dia de preparação, um de jejum, e um de readaptação. Em muitos casos não é aconselhável jejuar com tal freqüência, que tende a esgotar energia do corpo. Se quiser fazer jejuns radicais, consulte um profissional qualificado da área de medicina ou saúde. Você pode causar mais danos do que benefícios. Além disso, não jejue apenas com água, a menos que esteja seguindo as instruções de um profissional qualificado.

Caso tenha dúvidas sobre seu tipo metabólico, requisitos e necessidades de jejum, consulte um nutricionista, um médico, um quiroprático ou um profissional de assistência de saúde qualificado.

Capítulo Sete

O TRATAMENTO:
DIAGRAMAS DA POSIÇÃO DAS MÃOS

AUTOTRATAMENTO: POSIÇÕES PARA A CABEÇA

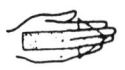 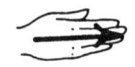

A ponta da flecha indica a direção dos *dedos*.

Coloque as mãos contra o corpo sem pressionar.

MD: mão direita
ME: mão esquerda

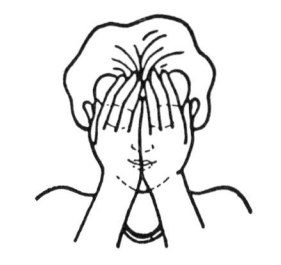

POSIÇÃO nº 1:

Cubra o rosto com as mãos, com a ponta dos dedos tocando a linha dos cabelos ou o alto da testa. Sem espaço entre as mãos. Cubra o nariz.

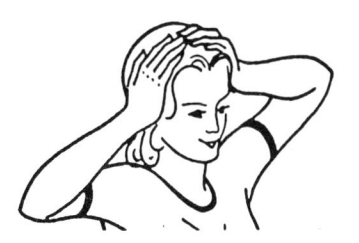

POSIÇÃO nº 2:

As pontas dos dedos médios são colocadas na parte superior da cabeça. Deixe os dedos e as mãos pousarem delicadamente na cabeça.

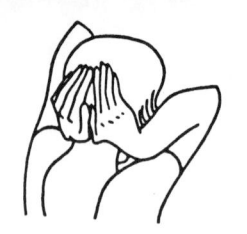

POSIÇÃO nº 3:

Coloque a base das mãos em concha abaixo do osso occipital na parte inferior do couro cabeludo (onde termina o couro cabeludo e começa o pescoço). Os dedos ficam esticados para cima, com os polegares tocando os indicadores. Se achar incômodo, use a posição alternativa descrita abaixo.

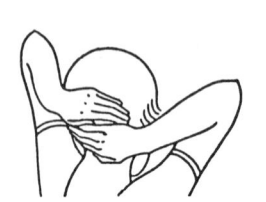

POSIÇÃO nº 3 ALTERNATIVA:

Coloque as mãos horizontalmente atrás da cabeça. Uma mão fica acima do ponto mais alto do occipício, a outra embaixo.

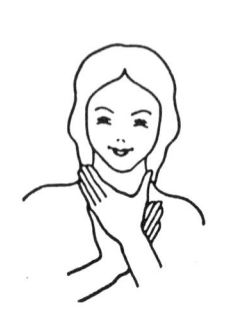

POSIÇÃO nº 4:

A ME é colocada no pescoço e se apóia no peito, com a MD no peito, imediatamente abaixo.

O TRONCO E OS ÓRGÃOS

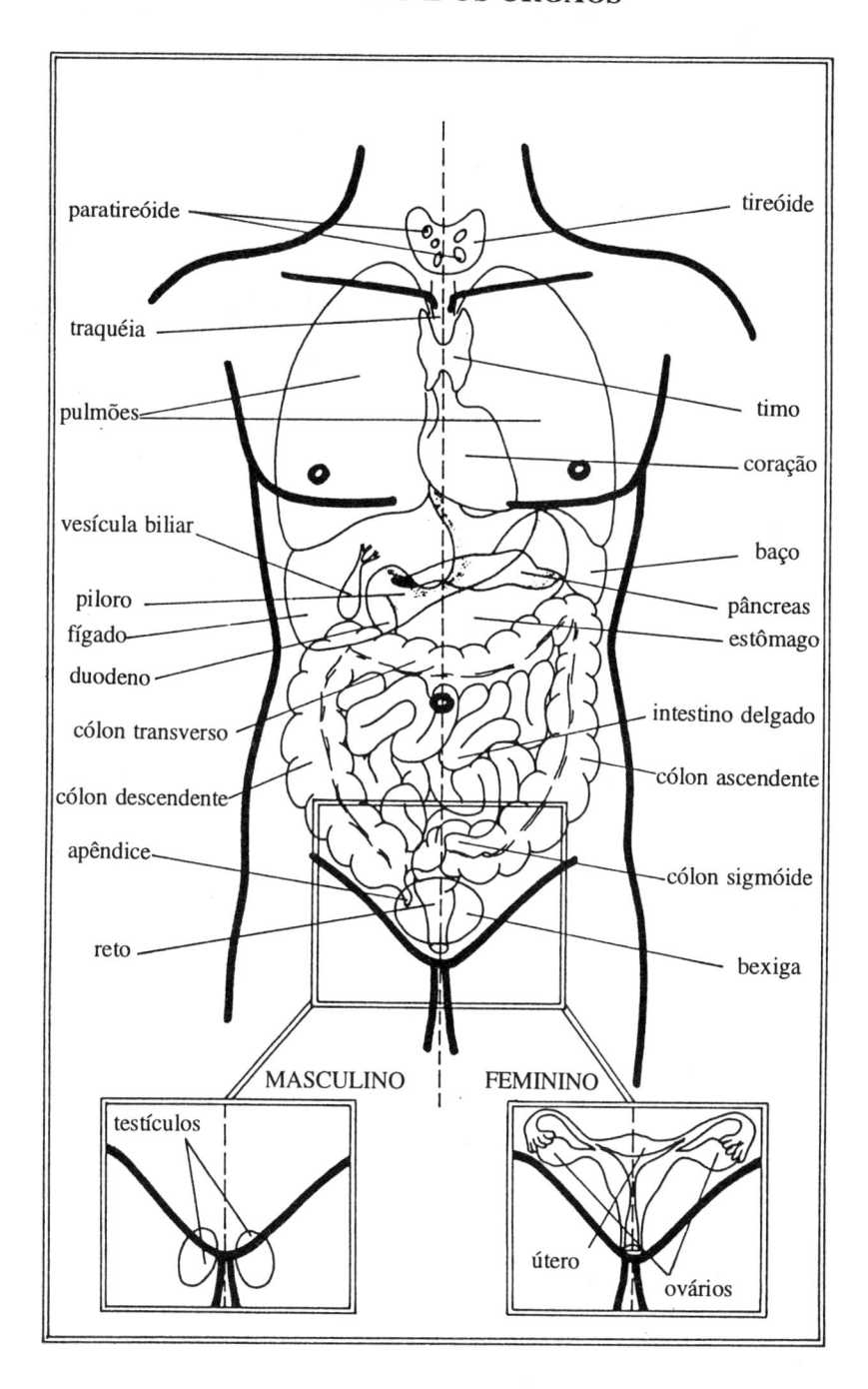

Localização dos principais órgãos do corpo — visão frontal

TRONCO, com FLECHAS
(OS NÚMEROS SE REFEREM ÀS POSIÇÕES DESCRITAS NO TEXTO)

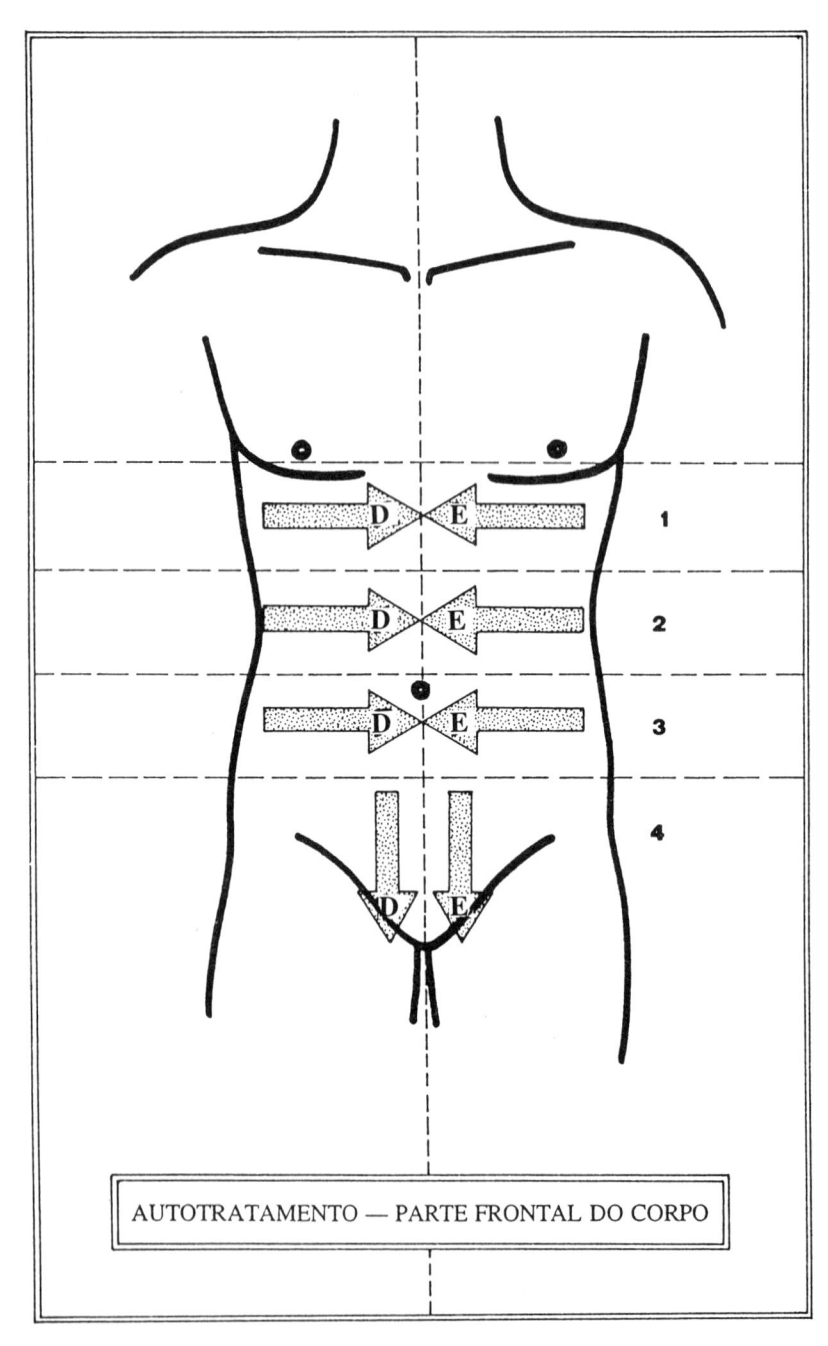

AUTOTRATAMENTO — PARTE FRONTAL DO CORPO

Posição das mãos no autotratamento: corpo — parte frontal

POSIÇÕES DE AUTOTRATAMENTO PARA
A PARTE FRONTAL DO CORPO

POSIÇÃO PARA TRATAR OS SEIOS

Cubra inteiramente os seios com as mãos.

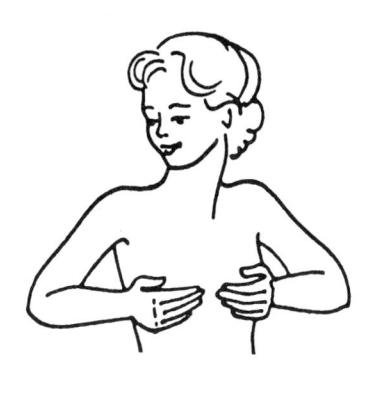

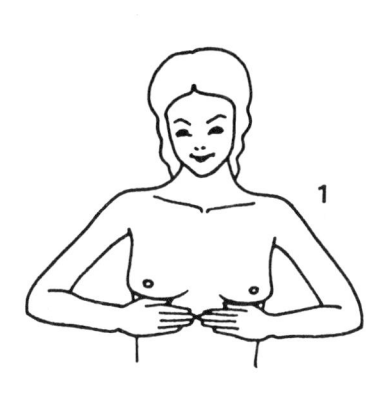

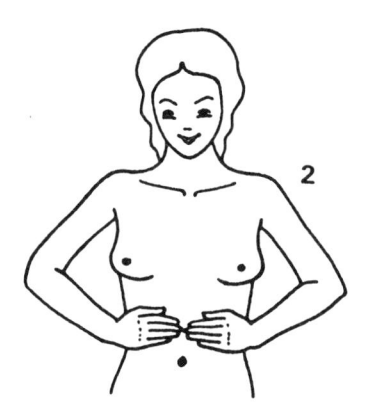

POSIÇÃO nº 1:

Coloque as mãos sob a linha dos seios com as pontas dos dedos médios unidas. As mãos devem estar suavemente colocadas no corpo. As pontas dos dedos se juntam na linha central do corpo.

POSIÇÃO nº 2:

Um palmo abaixo. A borda inferior das mãos deve estar sobre a linha da cintura.

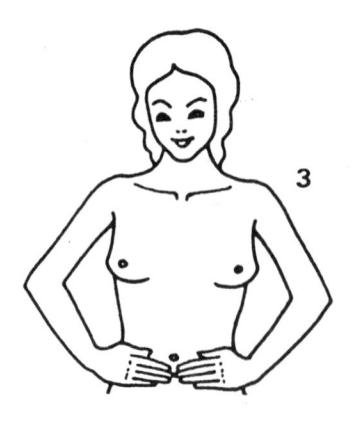

POSIÇÃO nº 3:

Polegares na linha da cintura, um palmo abaixo em relação ao nº 2.

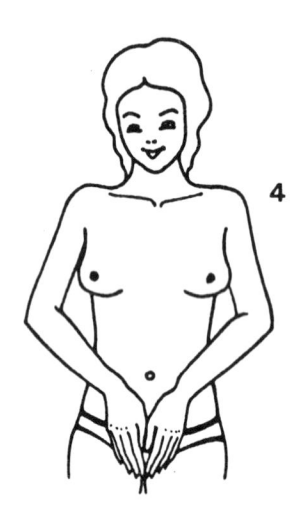

POSIÇÃO nº 4:

Mãos apontadas para baixo. Polegares e indicadores unidos se tocando. As pontas dos dedos tocam o osso pubiano.

ÓRGÃOS: VISÃO POSTERIOR

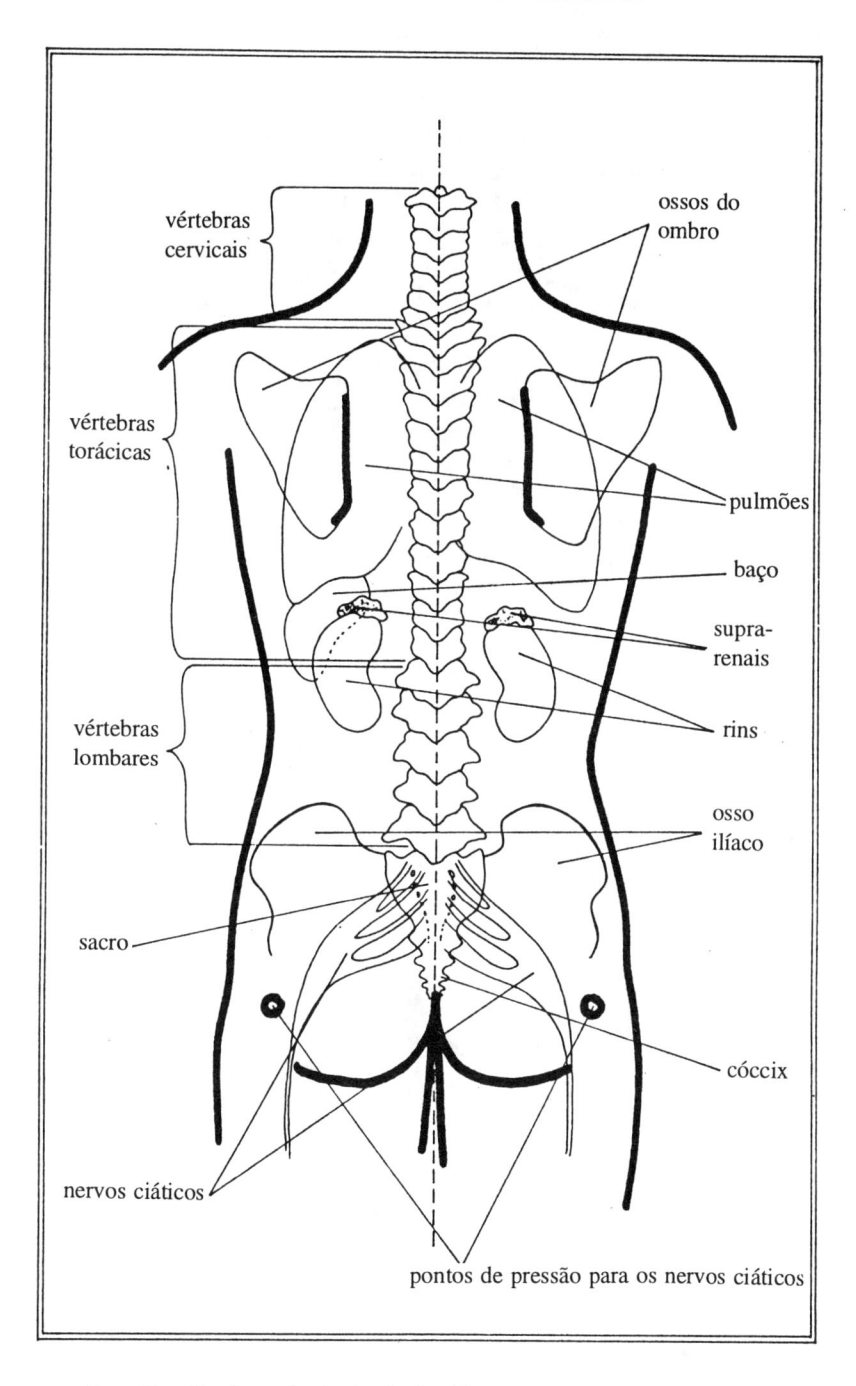

Localização dos principais órgãos do corpo — visão posterior

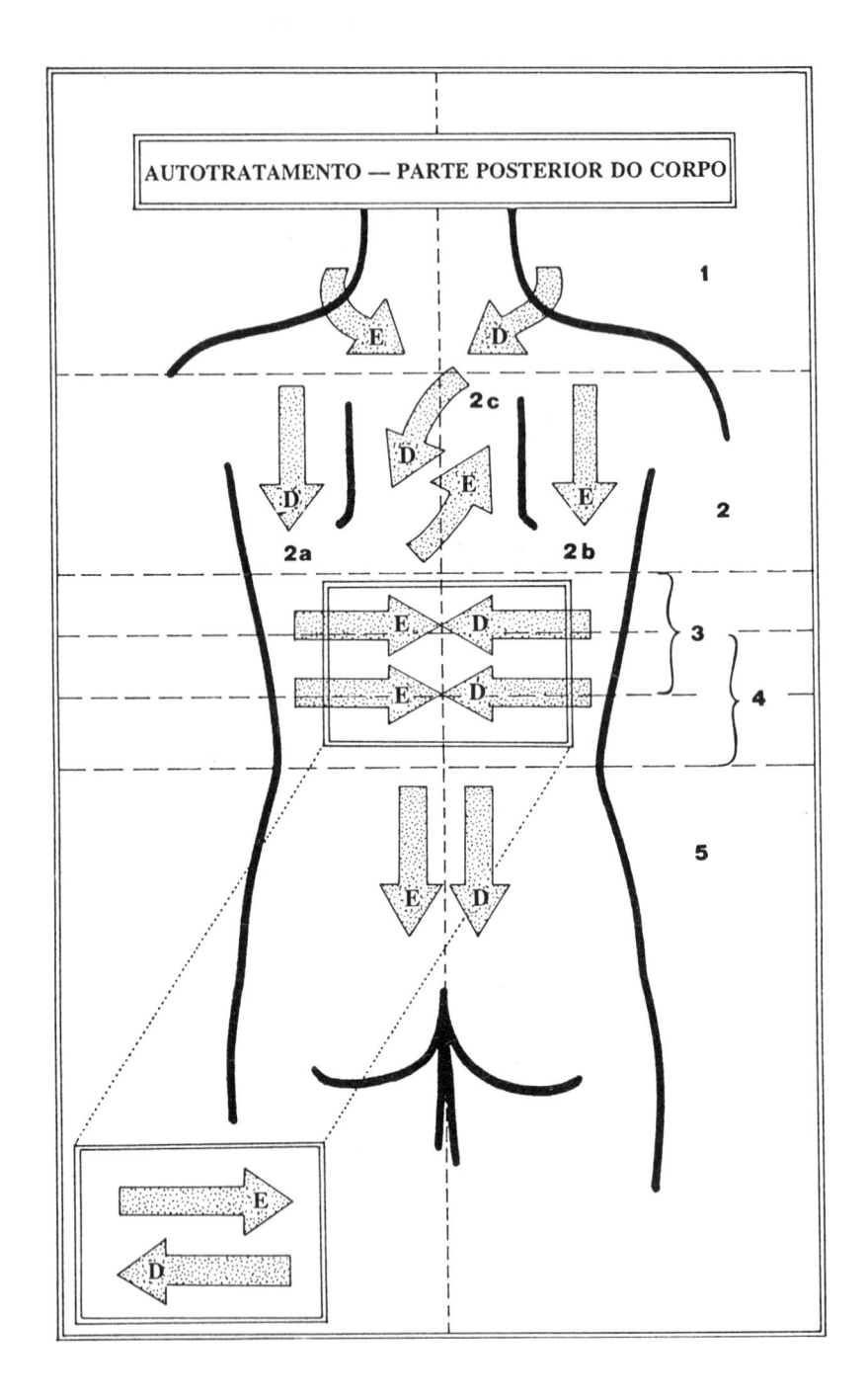

Posição das mãos no autotratamento; corpo — parte posterior

POSIÇÕES DE AUTOTRATAMENTO PARA AS COSTAS

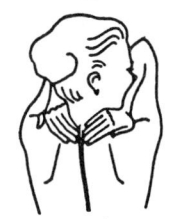

POSIÇÃO nº 1:

Coloque as mãos nos músculos dos ombros, enquanto a ponta dos dedos médios toca o canal da coluna. (A reentrância de qualquer um dos lados da linha central da coluna.)

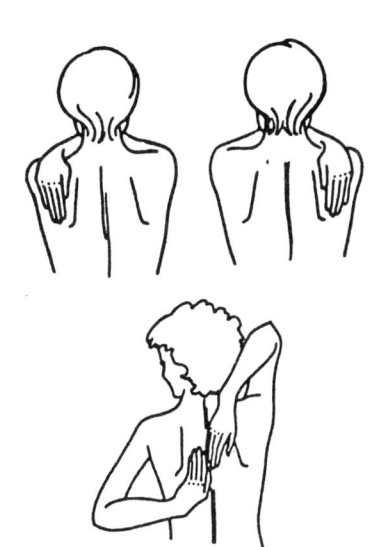

POSIÇÃO nº 2:

Há 3 movimentos separados nessa posição:

a. Leve a MD para o lado contrário do corpo e coloque-a sobre a omoplata esquerda; depois de equilibrar a omoplata esquerda, abaixe o braço e...

b. Leve a ME para o lado contrário do corpo e coloque-a sobre a omoplata direita; depois de equilibrar a omoplata direita...

c. Leve a ME para trás das costas; em seguida coloque a MD no lado oposto da coluna. Coloque as mãos entre as omoplatas com os dedos se tocando.

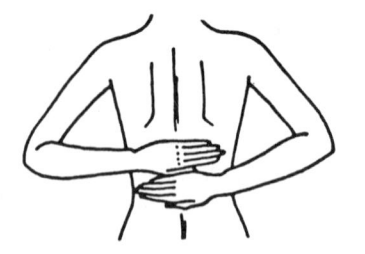

POSIÇÕES 3 E 4 COMBINADAS:

Com as juntas dos dedos da mão sobre a linha central, coloque uma mão acima da outra; as mãos cobrem igualmente cada um dos lados da espinha. A mão embaixo fica na linha da cintura.

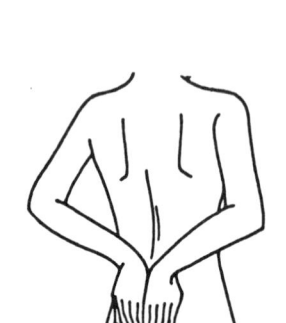

POSIÇÃO nº 5:

Mãos apontadas para baixo, bordas das mãos e dedos mínimos se tocando; base da mão na linha da cintura e pontas dos dedos médios tocando a ponta do cóccix.

POSIÇÕES PARA TRATAR A CABEÇA DO PACIENTE

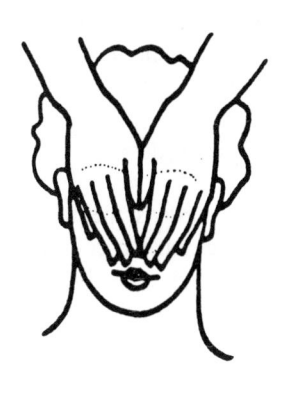

POSIÇÃO nº 1:

Base das mãos colocadas no alto da testa (linha dos cabelos) sem espaço entre os polegares e indicadores. Coloque as mãos suavemente sobre o rosto do paciente.

Lembre de colocar um tecido sobre os olhos sem cobrir o nariz.

Desequilíbrios específicos tratados:*

Problemas dos olhos; bloqueio dos sinos; dor de cabeça; enxaqueca, derrames; alergias; congestão respiratória superior; febre do feno; problemas das gengivas; dor de dente.

Glândulas: pituitária (3º olho); tálamo.

---

* Os "**desequilíbrios específicos**" são enumerados para fins educativos.

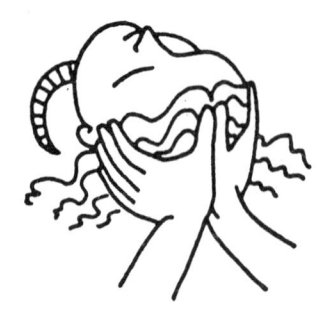

POSIÇÃO nº 2:

Coloque a base das mãos (na linha do pulso) sobre a parte superior da cabeça com as mãos suavemente apoiadas no couro cabeludo. Dedos esticados em direção às orelhas.

Desequilíbrios específicos tratados:

Organização mental e desordens mentais; ferimentos na cabeça, derrames, *stress*; coordenação dos hemisférios direito e esquerdo do cérebro; funções motoras e de raciocínio; dor de cabeça, enxaqueca.

Glândulas: pineal; hipotálamo.

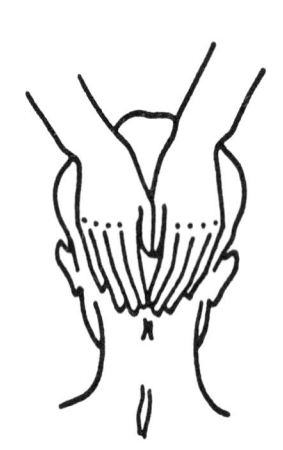

POSIÇÃO nº 3:

Pontas dos dedos tocando a parte inferior do couro cabeludo (ossos occipitais) com as mãos juntas na parte posterior da cabeça.

Desequilíbrios específicos tratados:

Dor de cabeça; derrame; problemas nos olhos; sangramento no nariz (use uma compressa de gelo); enxaqueca; ferimentos na cabeça.

POSIÇÃO nº 4:

Sentado na altura da cabeça do paciente:

Coloque a base das mãos ligeiramente acima da linha do pescoço, indicadores e polegares juntos, enquanto as mãos se apóiam na região superior do peito.

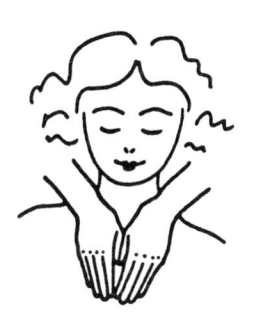

Sentado do lado direito do paciente:

ME: base na garganta, com os dedos apontados para baixo, no peito.
MD: pontas dos dedos na garganta e base das mãos no peito.

Glândulas: tireóide e paratireóide; timo.

Desequilíbrios específicos tratados:

Estimulação de energia; *stress*; sistema imunológico; controle de peso, absorção de cálcio; coração etérico; Eu-Deus; nervosismo; metabolismo.

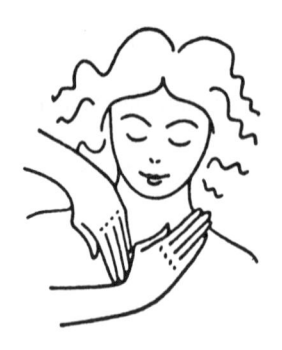

POSIÇÃO nº 1A:

Tratamento do peito conforme necessário.

Desequilíbrios específicos:

Cistos, tumores, desordens linfáticas, distúrbios de lactação, dor no ciclo menstrual, enxaqueca, desequilíbrios dos ovários ou do ciclo menstrual.

Obs.: não deixe a mão encostar no seio ao tratar mulheres.

POSIÇÃO nº 1:

ME: colocada sob a linha das mamas no lado direito do paciente.

MD: colocada sob a linha das mamas no lado esquerdo do paciente. Base da mão tocando a ponta do dedo médio da ME.

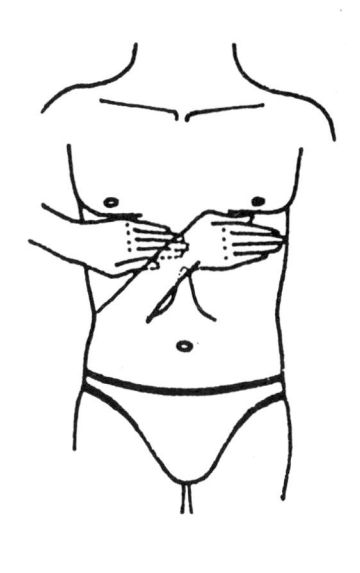

Desequilíbrios específicos e áreas tratadas:

Lado direito: parte inferior dos pulmões; distúrbios do fígado; infecções, desequilíbrios de açúcar no sangue, distúrbios do sangue, problemas de digestão.

Lado esquerdo: parte inferior dos pulmões; sistema imunológico; baço; liberação de gases da região do coração em clientes com traumas no coração.

POSIÇÃO nº 2:

Mova as mãos um palmo abaixo.

Desequilíbrios específicos e áreas tratadas:

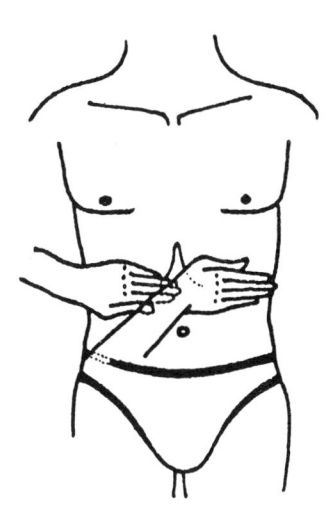

Lado direito: digestão de proteína de legumes e verduras; vesícula biliar; cálculos biliares; parte superior do cólon; colite, constipação; acúmulo de muco.

Lado esquerdo: parte superior do cólon; distúrbios estomacais, úlceras, espasmos e problemas digestivos; pâncreas; diabete, desequilíbrios de açúcar no sangue, hemofilia.

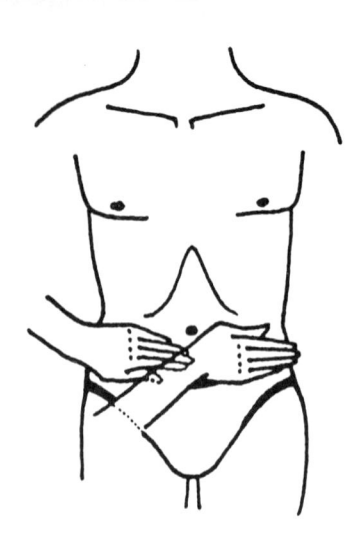

POSIÇÃO nº 3:

Mova outra vez a mão um palmo abaixo.

Desequilíbrios específicos tratados:

Lado direito e esquerdo: cólon e parte superior do intestino delgado; colite, digestão, constipação, diverticulite, *stress* (plexo solar), acúmulo de muco, assimilação de nutrientes dos alimentos.

POSIÇÃO nº 4:

ME: dedos acima do osso pubiano com a mão em posição medial em relação ao osso do quadril.

MD: base da mão acima do osso pubiano com a mão em posição medial em relação ao osso do quadril.

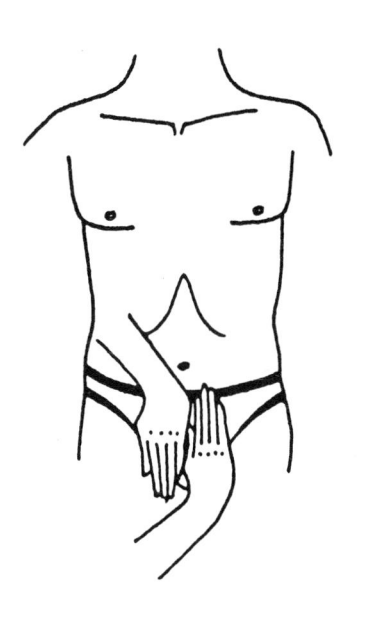

Áreas, órgãos e desequilíbrios específicos tratados: parte inferior do intestino delgado e cólon; bexiga; infecções, artrite, cistite; vagina e útero; problemas menstruais, infecções; ovários; cistos, irregularidade do ciclo menstrual, enxaquecas; trompas de Falópio. Lembre que as disfunções do aparelho reprodutor têm correlação com as glândulas pituitária-pineal e supra-renais.

Obs.: Não encoste nas áreas do aparelho reprodutor. Deixe que as mãos sejam sustentadas pelos braços, ficando acima e ligeiramente afastadas das áreas de reprodução, sem tocar o corpo do paciente.

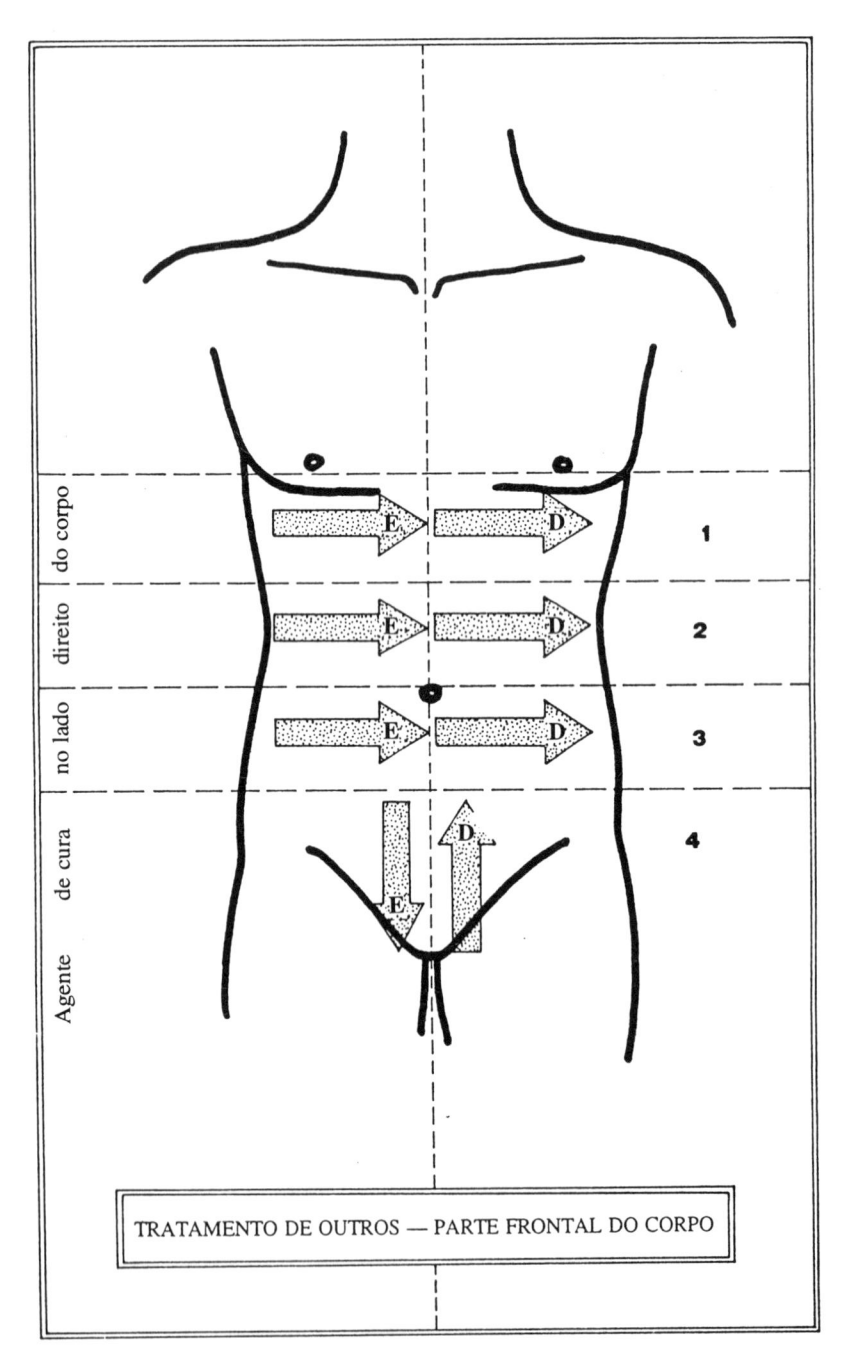

TRATAMENTO DE OUTROS — PARTE FRONTAL DO CORPO

Tratamento de outros — Diagrama de setas — Parte frontal do corpo

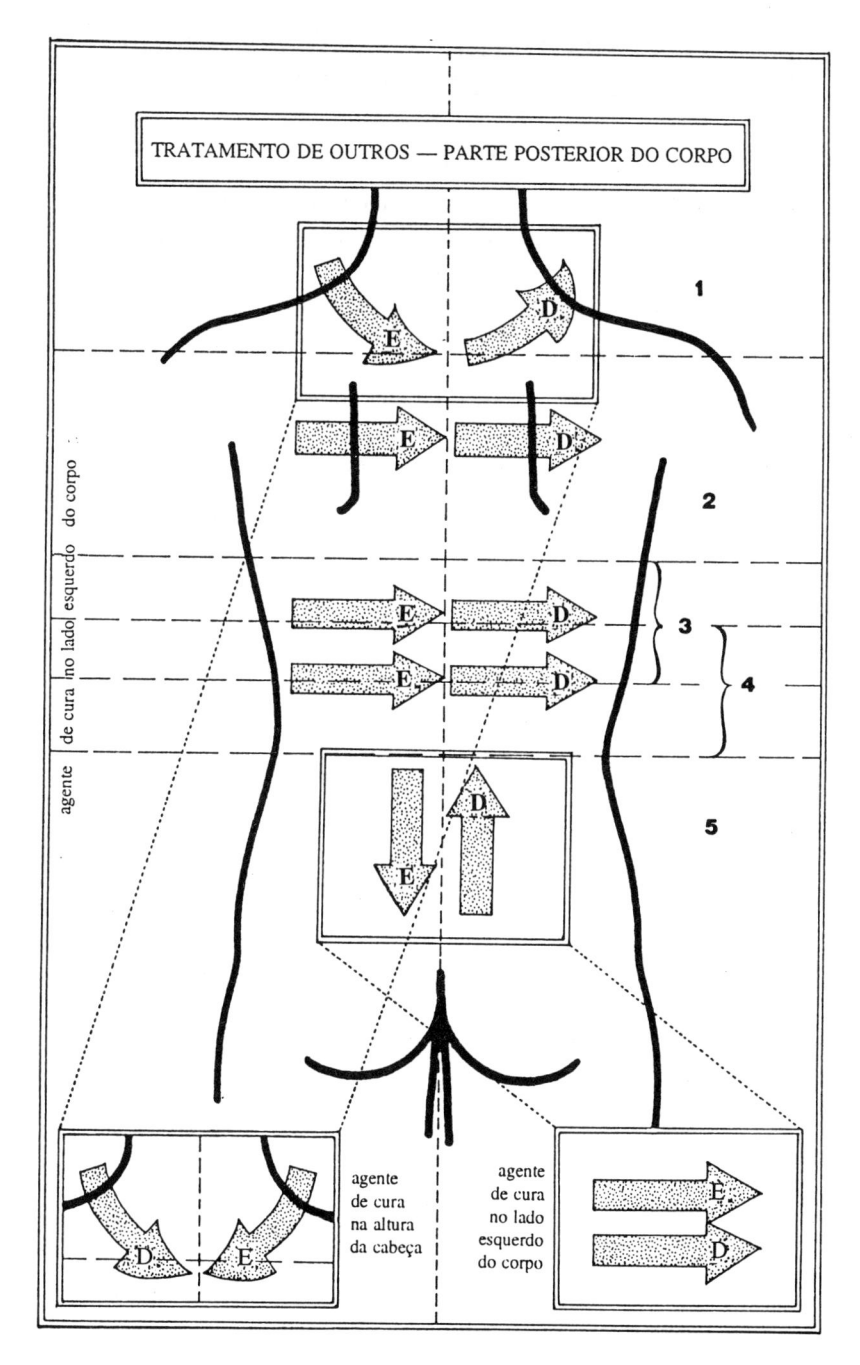

Tratamento de outros — Parte posterior do corpo

Um cliente sensível à energia sutil (Reiki), preferirá a Mão Direita do Praticante sobre o Lado Esquerdo do seu corpo e a sua Mão Esquerda sobre o Lado Direito. Isto sintoniza a energia Reiki com a Polaridade do corpo.

POSIÇÕES PARA TRATAR A PARTE POSTERIOR
DO CORPO DOS CLIENTES

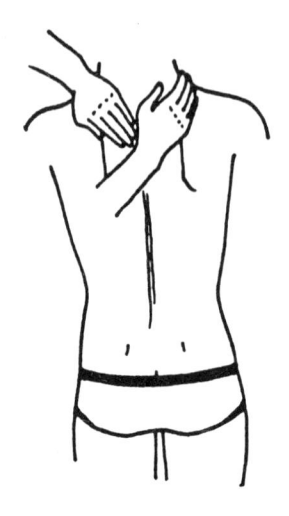

POSIÇÃO nº 1:

ME: a base da mão fica na parte superior do músculo trapézio e a ponta do dedo médio toca o lado da coluna.
MD: as pontas dos dedos ficam sobre o músculo dos ombros e a base da mão toca o lado da coluna.

Áreas e desequilíbrios específicos tratados:

Tensão; problemas da garganta; problemas da coluna; dores de cabeça resultantes de tensão no pescoço, deslocamento da estrutura da cabeça em desalinhamentos da parte superior do tórax.

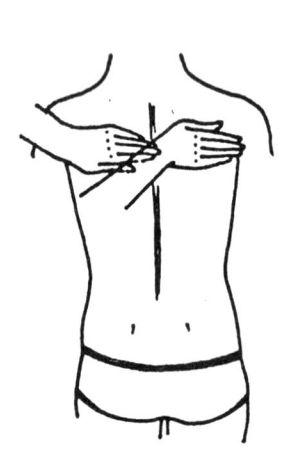

POSIÇÃO nº 2:

ME: na omoplata esquerda.
MD: na omoplata direita.

Áreas e desequilíbrios específicos tratados:

Nervosismo; tensão; parte posterior dos pulmões; problemas da coluna.

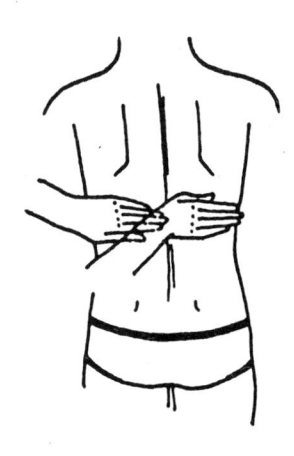

POSIÇÃO nº 3:

ME: sobre a glândula supra-renal esquerda e parte superior daquele rim.
MD: sobre a glândula supra-renal direita e parte superior daquele rim.

Desequilíbrios específicos tratados:

Diabete; hipo ou hiperglicemia (desequilíbrio do açúcar no sangue); *stress*, problemas de reprodução do homem ou da mulher; infecções. Basicamente, todos os desequilíbrios do corpo exigem tempo adicional de tratamento das glândulas supra-renais. Trate as glândulas supra-renais em caso de CHOQUE ou para preveni-lo.

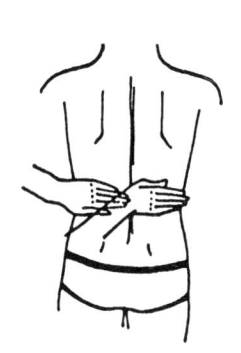

POSIÇÃO nº 4: as mãos cobrem os rins.

Desequilíbrios específicos tratados: problemas dos rins; artrite, edemas; pressão sangüínea alta; infecções (para aumentar a filtragem de toxinas do corpo incrementando as funções dos rins, aumentar também o consumo de água).

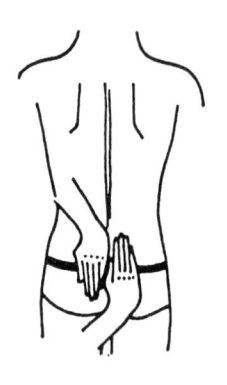

POSIÇÃO nº 5:

ME: apontada para o cóccix.
MD: apontada na direção oposta.

Desequilíbrios específicos tratados:

Problemas intestinais; desordens lombares e sacrais.

POSIÇÕES ESPECIAIS
PARA DESEQUILÍBRIOS ESPECÍFICOS
DOR DE OUVIDO, PERDA DE AUDIÇÃO, SURDEZ (OUTROS)

Coloque os dedos médios suavemente na abertura da orelha. Para tanto, é preciso dobrar o dedo médio. O indicador é colocado sobre a cabeça em frente à orelha, enquanto o anular e o mínimo são colocados atrás da orelha sobre a cabeça.

Lembre-se de que nas dores de ouvido é preciso tratar a parte embaixo dos maxilares, pois as trompas de Eustáquio podem ficar cheias de pus, fluido e muco.

Tratamento dos ouvidos (outros)	Tratamento das trompas de Eustáquio (outros)

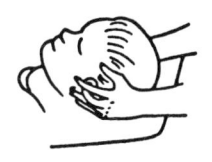

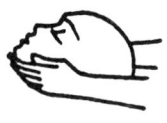

Tratamento dos ouvidos (próprios)

Tratamento das trompas de Eustáquio (próprias)

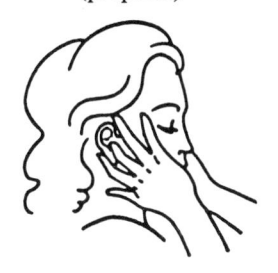

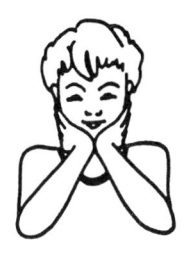

PRESSÃO SANGÜÍNEA ALTA OU BAIXA, DERRAME E ENXAQUECA

Coloque uma mão atrás da cabeça na Posição nº 3, enquanto a outra mão apóia-se *suavemente* na parte lateral do pescoço sobre a artéria carótida. Trate até o fluxo de energia se estabilizar, e depois inverta a posição das mãos.

Observação especial: em casos de pressão sangüínea muito alta (acima de 18), sugiro que você comece o tratamento colocando e tirando a mão do pescoço a intervalos de 30 segundos. Aumente o tempo cada vez que colocar a mão sobre o pescoço durante o tratamento. Essa posição de tratamento deve ser mantida até a energia estar equilibrada. Essa precaução previne uma alteração radical na pressão sangüínea, que poderia provocar desmaios e náusea.

Tratamento de outros
(visão posterior):

Tratamento próprio (visão lateral):
trate os dois lados

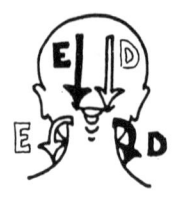

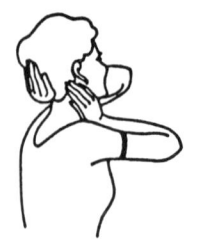

Tratamento de outros (visão lateral):

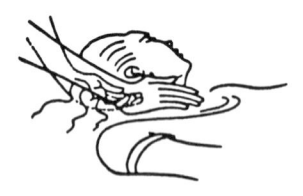

POSIÇÕES ESPECIAIS PARA DESEQUILÍBRIOS ESPECÍFICOS
ESTIMULAÇÃO DO SISTEMA IMUNOLÓGICO

TRATAMENTO DE OUTROS:

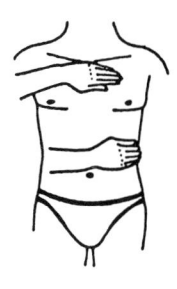

Coloque a ME sobre o timo (imediatamente abaixo da junção da 3ª costela e do esterno você encontrará uma pequena abertura, onde as costelas unem-se ao osso do peito).

Coloque a MD sobre o baço (2ª posição, lado esquerdo do corpo)

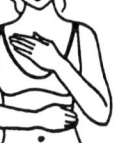

TRATAMENTO PRÓPRIO

Coloque a ME no timo

Coloque a MD no baço

POSIÇÕES ESPECIAIS
PARA DESEQUILÍBRIOS ESPECÍFICOS

VEIAS VARICOSAS E MÁ CIRCULAÇÃO

É preciso alternar as mãos para tratar a perna esquerda e depois a perna direita. Não encoste nos órgãos de reprodução do cliente.

Sentado ao lado direito do paciente, coloque sua ME sobre o lado direito do corpo dele na Posição nº 4 e coloque a mão direita de forma tal que ela cubra a virilha. Não deve haver espaço entre a mão e a linha onde se juntam a coxa e o tronco (a palma da mão fica sobre a artéria femural). Em seguida coloque a MD no lado esquerdo do corpo na Posição nº 4, e a mão esquerda na perna esquerda.

É preciso que o paciente abra as pernas para dar espaço para você colocar as mãos. O melhor é que ele use roupa ou calças folgadas. O tratamento estende-se pelo tempo necessário para aquecer os pés do paciente.

Trate diretamente sobre as áreas onde as veias varicosas estão rompidas e visíveis perto da superfície da pele, ou doloridas.

Tratamento de um cliente: Tratamento próprio:

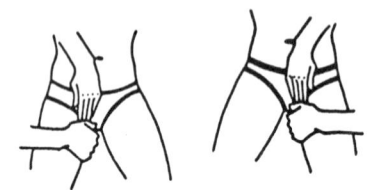
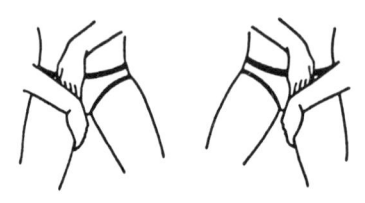

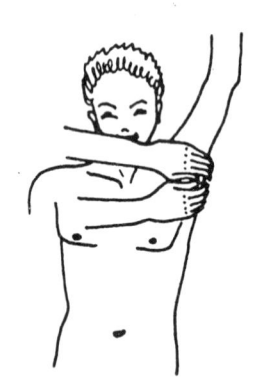

CIRCULAÇÃO DOS BRAÇOS:

Coloque as mãos debaixo das axilas para aumentar a circulação do sangue para os braços.

Tratar as glândulas linfáticas dessa área é excelente em caso de acúmulo de toxinas e cistos nas axilas.

TRATAMENTO PRÓPRIO:

Circulação

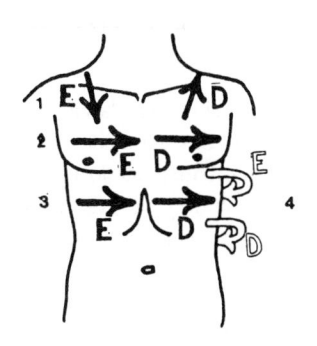

DISFUNÇÕES RESPIRATÓRIAS:

Coloque a ME no lado direito conforme indicam as flechas.

Coloque a MD no lado esquerdo conforma indicam as flechas.

PARTE POSTERIOR DOS PULMÕES:

Coloque a ME no lado esquerdo do corpo e a MD no lado direito. Em seguida, mova para baixo um palmo de cada vez para cobrir a porção inferior dos pulmões.

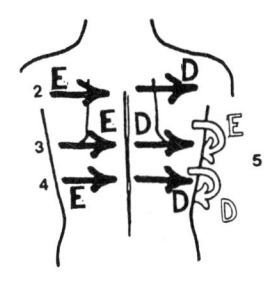

Trate também os lados dos pulmões: é mais fácil tratar o lado esquerdo da pessoa enquanto ela está com o rosto para cima e o lado direito enquanto ela está com o rosto para baixo. Dessa forma você só precisa alcançar os lados e colocar as mãos lado a lado na axila.

Lembre-se de **nunca** colocar um paciente com pneumonia com o rosto para baixo. Você precisará tratar as costas colocando as mãos por baixo dele. Levante o paciente aproximadamente 30 graus deitado de costas.

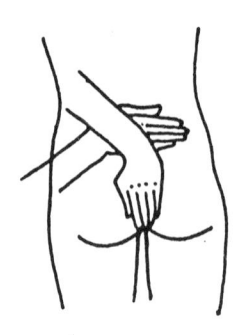

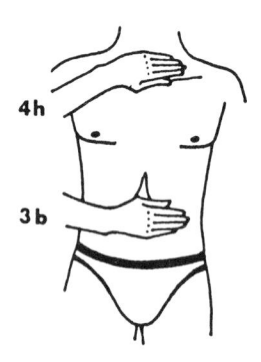

PRÓSTATA (homens) E **HEMORRÓIDAS** (homens e mulheres)

Coloque a sua ME sobre a linha central da base da coluna (osso sacro) com os dedos apontados para baixo e com **a ponta do dedo médio** tocando a abertura do ânus do lado de fora, sobre a roupa. O cliente não deve usar meia-calça, calça apertada ou jeans.

A MD é colocada sobre a base das costas ao longo da linha da cintura por baixo da mão esquerda: em forma de "T".

PARA DIMINUIR O *STRESS* E AUMENTAR A ENERGIA DO PACIENTE

Coloque a ME sobre a glândula tireóide na base da garganta.

Coloque a MD sobre o plexo solar (centro do corpo com a mão acima do umbigo em direção ao diafragma).

As posições 4H e 3B são excelentes para energizar e despertar pela manhã. A energia Reiki combina-se com a inteligência inata das glândulas tireóide e supra-renais, estimulando os hormônios necessários para aumentar a energia ou para se livrar do *stress* e da dor.

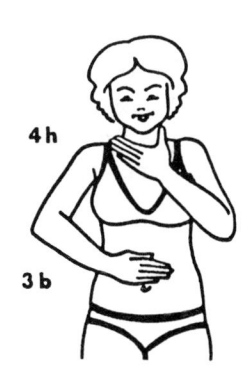

PARA DIMINUIR O *STRESS* E AUMENTAR A ENERGIA

Coloque a ME sobre a glândula tireóide na base da garganta.

Coloque a MD sobre o plexo solar (linha mediana do corpo, com a mão acima do umbigo, em direção ao diafragma).

As posições 4H e 3B são excelentes para dar energia e despertar de manhã.

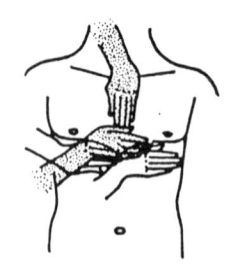

PROBLEMAS DO CORAÇÃO:

Em todos os casos de desequilíbrio do coração, exceto ataques cardíacos, você precisa primeiro trabalhar na Posição nº 1 para soltar os gases em volta do coração. Quando o gás for eliminado, coloque as duas mãos sobre o coração. (Posição da mão sombreada.)

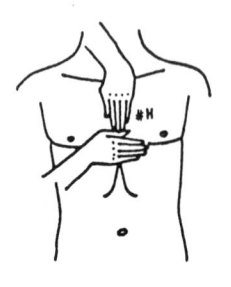

ATAQUES CARDÍACOS:

Vá diretamente ao coração. Se o coração não estiver batendo e se, e apenas nesse caso, você tiver treinamento em técnicas de ressuscitação, empregue-as. Se a respiração tiver parado, comece a ressuscitação com uma mão sobre o coração. Sabe-se que o Reiki faz reviver o coração.

PROBLEMAS DA COLUNA:

Escoliose (qualquer curvatura lateral da coluna); artrite; mau jeito e correspondentes ferimentos na coluna.

Coloque a ME no ombro na POSIÇÃO nº 1 no lado esquerdo da coluna.

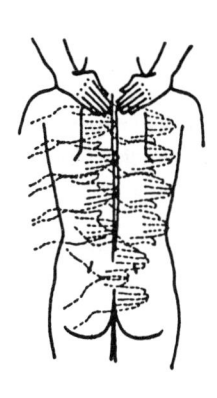

Coloque a MD na POSIÇÃO nº 1 adjacente. Trate toda a coluna de cima para baixo na Posição nº 2 até a Posição nº 5.

Os ferimentos da coluna exigem repetidas e prolongadas sessões.

Nos distúrbios da coluna, há conflitos emocionais e mentais armazenados nos nervos e nos tecidos moles que circundam a coluna e os músculos que estão próximos. A técnica de coluna SAT^{sm} é eficaz para limpar o trauma armazenado. Uma vez removido o trauma da memória do tecido, o corpo se fortalece e o distúrbio começa a sarar. A SAT^{sm} é uma técnica avançada do 2º e 3º Graus desenvolvida por David Jarrell.

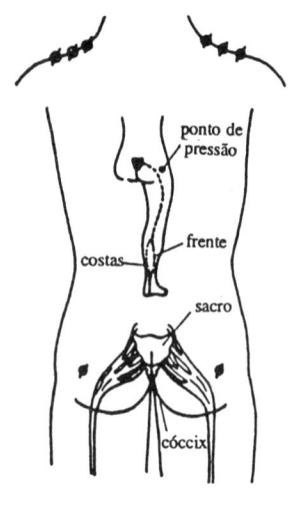

CIÁTICA:

Diagrama neurológico do nervo ciático do sacro para as pernas.

Observe os pontos de pressão nos ombros: verifique-os como indicadores; também os pontos de pressão na depressão das nádegas.

A melhor forma de tratar a ciática é em conjunto com a quiroprática Direcional Sem Força e a **Spinal Attunement Technique**sm (Técnica de Sintonização da Coluna), **Psycho-Therapeutic Reiki**sm (psicoterapia Reiki). O Primeiro Grau é eficaz para controlar a dor, mas pode não propiciar o alinhamento emocional e estrutural necessário para uma cura completa. A SATsm é ensinada conjuntamente pelo autor e pelo dr. Michael Weintraub.

O equilíbrio coluna/sacro, com um ajuste cranial antes de receber o tratamento Reiki de Primeiro Grau, favorece a cura da ciática.

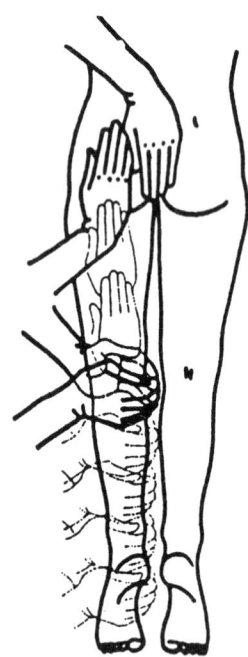

TRATAMENTO DA CIÁTICA:

Coloque a ME sobre o osso sacro com os dedos apontados para baixo para a extremidade do cóccix.

Com a MD, trate a coxa de cima para baixo (esquerda e depois direita), começando com a mão sobre as nádegas. Quando atingir o joelho, traga a mão esquerda para baixo para poder agir na frente e atrás da parte de baixo da perna (panturrilha) e tratar até as plantas dos pés.

DISTÚRBIOS DO APARELHO REPRODUTOR FEMININO

Coloque a ME sobre a área pubiana/uteriana (Posição nº 4). Coloque a MD, sem encostar, entre as pernas, com a palma da mão cerca de cinco centímetros de distância e em frente à área vaginal. **A cliente deve permanecer vestida durante todos os tratamentos Reiki.**

Desequilíbrios específicos: infecções por fungos, herpes, vaginite, cistite, distúrbios do trato urinário, complicações e irregularidades menstruais, distúrbios de ovulação ou problemas da bexiga.

TRATAMENTO DE UMA CLIENTE: TRATAMENTO PRÓPRIO:

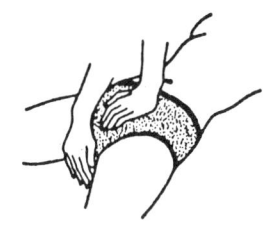   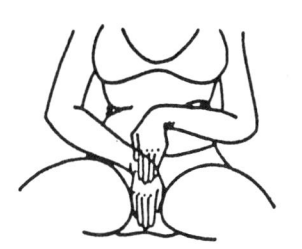

PONTOS DE PRESSÃO NOS SINOS:

A.

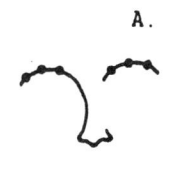

A. Coloque as pontas dos dedos nos pontos na linha superior das sobrancelhas; em seguida:

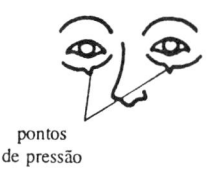

pontos
de pressão

B. Coloque as pontas dos dedos indicadores no centro da margem orbital inferior.

B.

A energia Reiki combinada com pressão suave ajuda a dissolver a congestão dos sinos.

PRIMEIROS SOCORROS:

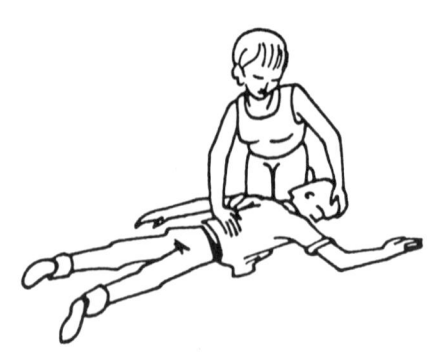

Verifique sempre a respiração, o sangramento e o choque. Nunca mova ou tente levantar uma pessoa ferida, pois isso poderia causar danos à coluna. Chame assistência médica imediatamente. Nunca abandone uma pessoa ferida depois de prestado o socorro, até ser liberado pelo pessoal médico qualificado.

ME: Coloque sobre a área ferida do corpo.

MD: Coloque sobre as glândulas supra-renais (Posição nº 3, mão no centro da coluna) para impedir o choque. Se a vítima estiver de costas, coloque a mão no plexo solar para aliviar a tensão nas supra-renais.

BANDAGEM DE FERIMENTO:

Para tratar ferida, osso quebrado (através do gesso), tecido muscular ou queimadura.

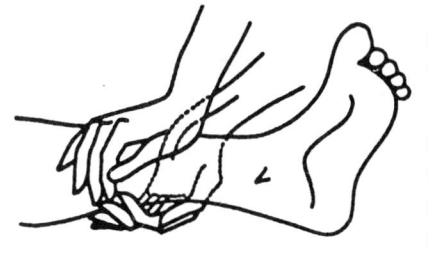

Os ossos quebrados precisam ser endireitados antes de curar diretamente sobre a parte quebrada. Você pode tratar em volta da área para controlar o inchaço, o sangramento e a dor. Temos relatos de casos de ossos quebrados tratados com Reiki antes de serem endireitados; no entanto, o autor não tem indícios suficientes de que isso funcione sempre, portanto pedimos seguir as instruções acima.

Ao tratar queimaduras, o melhor é manter a queimadura coberta até as suas mãos pararem de enviar energia Reiki, o que continuará depois da eliminação da dor da pessoa.

TRATAMENTO DE PÉS E TORNOZELOS

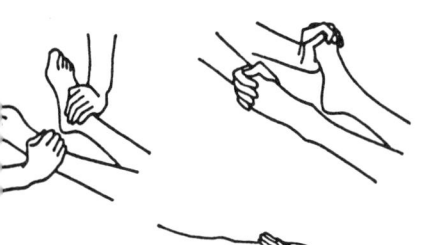

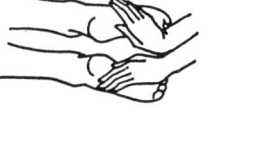

CONCLUSÃO DEPOIS DE UMA CURA:

Una as pontas dos dedos para cortar a carga magnética entre você e o paciente. Lave as mãos e braços com água fria depois de terminar a cura, para descarregar toda energia coletada no seu campo áurico.

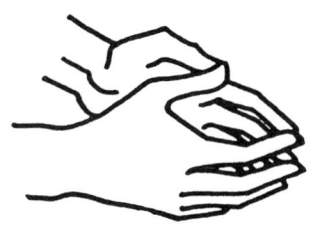

SEQÜÊNCIA DE POSIÇÕES SELECIONADAS NUMA SESSÃO DE CURA

POSIÇÃO nº 1 — CABEÇA

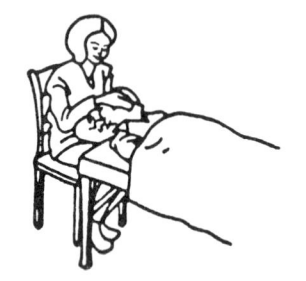

POSIÇÃO nº 1 — PARTE FRONTAL DO CORPO

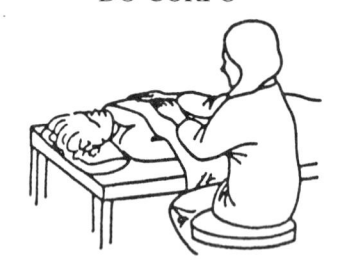

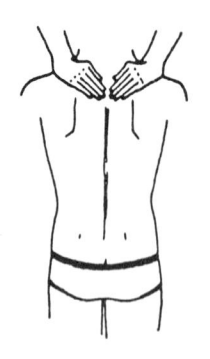

MANUTENÇÃO DO CONTATO DO CAMPO ÁURICO

Fique em contato com o paciente ao mudar de posição

POSIÇÃO nº 1 — COSTAS

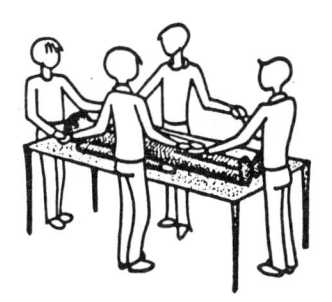 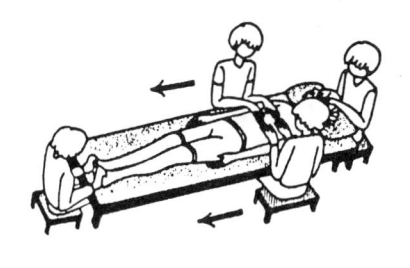

Mão esquerda: recebe energia   Mão direita: dá energia

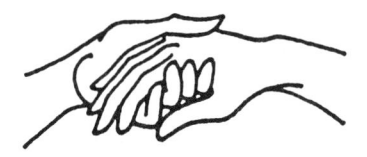

POSIÇÕES DE POLARIDADE PARA CIRCULAR A ENERGIA Reiki Plus®

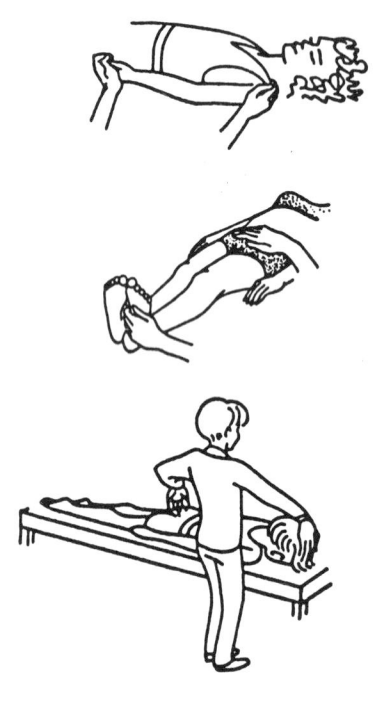

Doenças específicas: artrite; ossos quebrados; sistema imunológico: infecções, câncer e AIDS. A energia Reiki estimula a produção de glóbulos brancos do sangue (pela medula dos ossos), que vão para o baço, onde um hormônio do timo confere "competência imunológica" à célula, agora uma célula "T".

Perna quebrada, estimulação imunológica para todos os tipos de infecções, artrite do joelho, quadris e tornozelos.

PARA BAIXAR A ENERGIA DO CORPO:

Diminui a hipertensão, o excesso de energia, o campo áurico superexpandido e os sentimentos de hipersensibilidade.

MD: Colocada sobre o topo da cabeça (moleira).

ME: Dedo médio no cóccix.

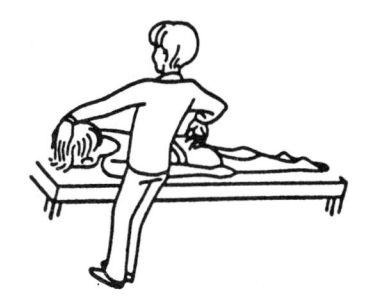

PARA AUMENTAR A ENERGIA DO CORPO:

MD: Ponta do dedo médio tocando o cóccix.

ME: A pouca distância da cabeça sobre a moleira.

Específicos aumentos de energia na coluna, localizados no Sistema Nervoso Central (SNC).

PARA RELAXAR A TENSÃO DA COLUNA: Seqüência de posições para relaxar a tensão neuromuscular: o processo expande o espaço dos discos da coluna entre as vértebras para o relaxamento da coluna.

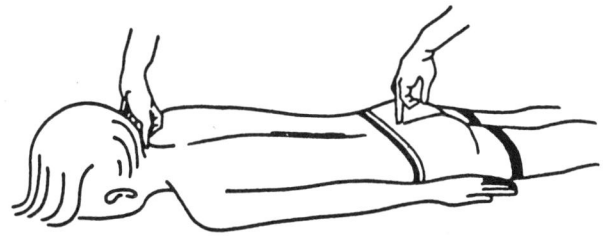

Passo nº 1: ME: Occipício (polegar e dedo médio). MD: Cóccix (dedo médio). Permaneça nessa posição até a pulsação entre os dedos de cada mão estar sincronizada.

POSIÇÃO DE POLARIDADE PARA CIRCULAÇÃO
DE ENERGIA Reiki Plus®

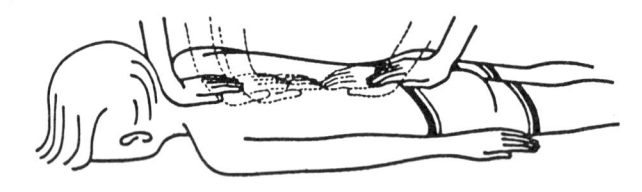

osso occipital

ME: Posição no occipício do diagrama de equilíbrio da coluna da página anterior para a ME.

RELAXAMENTO DA TENSÃO DA COLUNA:

Passo nº 2: Agora, com a mão esquerda no pescoço e a mão direita no sacro, faça movimentos iguais com as mãos em direção ao centro da coluna, um palmo a cada movimento. Cada movimento é completado quando a pulsação sentida nos dedos médios estiver sincronizada. É a pulsação do fluido da membrana dura.

As mãos nunca perdem o contato com o corpo do cliente durante a movimentação: calcule o movimento das mãos empurrando a base para a posição fixa do dedo médio e em seguida escorregue os dedos em direção ao centro das costas, continuando a tocar a coluna.

Agora, se o desequilíbrio ou dor da coluna não for no centro da coluna, faça o seguinte: movimente a mão que está mais longe do desequilíbrio ao longo da coluna, um movimento de cada vez, esperando a sincronização das pulsações, até que as pontas dos dedos das mãos estejam a distâncias iguais do ponto de desequilíbrio; em seguida, movimente ambas as mãos a distâncias iguais em direção a esse ponto até que os dedos médios estejam acima e abaixo da vértebra. Não é desejável que as pontas dos dedos médios toquem diretamente as vértebras desequilibradas.

A conclusão do tratamento Reiki com a técnica da coluna não é apenas um meio de restabelecer o equilíbrio neuromuscular para a adequada distribuição e transmissão de energia física; é o toque final do tratamento Reiki. Deixe que o cliente permaneça na mesa de cura o tempo suficiente para integrar a energia sutil de cura no corpo físico e na mente consciente. Em seguida, ajude-o a virar de lado e a sentar-se. Observe até que ponto o cliente adquiriu consciência de seu corpo, pois ele ainda pode precisar de sua assistência física para ficar de pé. Deixe a mão no ombro do cliente depois de ajudá-lo a sentar-se, pois isso proporciona estabilidade, firmeza e segurança.

Não deixe de fazer anotações nos arquivos dos clientes sobre suas observações e registros de necessidades de energia indicadas pela quantidade de Reiki requerida para equilibrar cada uma das partes do corpo. Se o cliente fizer comentários voluntariamente sobre suas experiências, visualizações e/ou percepções emocionais adquiridas durante a sessão, registre essas informações para referência futura. A manutenção de registros completos ajuda você a dar melhor assistência ao cliente para que este possa atingir o estado desejado de bem-estar físico, emocional e mental. Também cria uma relação profissional com seu cliente e forma a sua base de dados sobre experiências de cura.

O INSTITUTO REIKI PLUS®

existe
para ensinar terapias
a fim de promover a Cura Natural de
desordens crônicas, e a responsabilidade
do paciente pela manutenção do bem-estar.
Seus objetivos são ministrar Educação de Cuidados com a Saúde de qualidade
para credenciamento profissional em Cura Natural pela Energia Funcional.

Nós, Professores do Instituto **Reiki Plus®**, convidamos você a participar da prestação de serviços em âmbito mundial e comunitário, completando sua Educação em Cuidados de Saúde Natural no campo da Cura pela Energia Funcional. O **Reiki Plus®** ensina o praticante a alinhar a mente, o corpo e as emoções do cliente para propiciar totalidade espiritual e bem-estar. O treinamento em Energia Funcional é compatível com o Trabalho Corporal Estrutural e outros sistemas de cura natural e técnicas de cura. A visão educacional do **Reiki Plus®** consiste em ministrar a cada aluno, de forma personalizada, um conjunto de conhecimentos de *Metafísica Divina*, ensejando a ampla integração dos ensinamentos. Isso levará o aluno a conhecer e a compreender por si mesmo a capacidade humana de curar com a Luz Divina de Deus.

O Instituto começou suas atividades no verão de 1987, quando David Jarrell, seu fundador, ministrou os primeiros simpósios em técnicas avançadas de cura. A partir dessa fase, David, que começou a ensinar em 1981, ampliou suas metas, oferecendo um programa sistematizado de treinamento, onde os alunos dedicados e sérios podem receber um treinamento abrangente em Cura pela Energia Funcional. **O Programa de Certificação do Praticante Reiki Plus®** com 310 horas de crédito, compreende sete áreas curriculares com 11 enfoques específicos de Técnicas de Cura Funcional. O *objetivo* de nosso programa é dar treinamento ao candidato a praticante nos aspectos espirituais e técnicos de um Provedor de Cuidados de Saúde Natural.

Um de nossos conceitos é abordar o cliente de forma científica, com uma consciência espiritual e holística, proporcionando assim um programa de tratamento metódico e claro, voltado para as necessidades da pessoa. Ao longo do curso, você aprenderá os quatro aspectos da cura, para que seus clientes possam atingir o estado desejado de bem-estar:

1. Avaliação adequada do cliente;

2. Planejamento da terapia adequada ao cliente;

3. Implementação da terapia selecionada; e

4. Avaliação da resposta do cliente à terapia.

A experiência do corpo docente levou à conclusão de que a Cura pela Energia Funcional, combinada às técnicas do **Reiki psicoterapêutico**sm, adapta-se melhor ao atendimento das necessidades de cuidados com a saúde de distúrbios crônicos da *mente, do corpo e das emoções.* O *curriculum* do Instituto aborda essa necessidade e proporciona ao graduado a educação e o conhecimento prático para que ele possa oferecer seus serviços ao público, na prática privada ou em uma clínica médica.

Nossos cursos básicos, **Reiki de Primeiro e Segundo Graus**, são reconhecidos e co-patrocinados pela University of Iowa School of Nursing, dando direito a diplomas. Muitos outros Estados aderiram a essa prática e permitem que enfermeiros formados recebam diplomas. As instituições que empregam os enfermeiros reembolsam-nos pelas despesas dos cursos do Instituto.

A sede do Instituto fica numa bela área de 45 acres nas montanhas Cumberland, perto de Celina, Tennessee, e do Lago Dale Hollow. Os alunos podem desfrutar de um ambiente pacífico e reparador enquanto assistem os cursos intensivos do Centro do Instituto. Você pode matricular-se no Instituto com o professor do **RPI** mais próximo da sua cidade e continuar com os Simpósios Regionais dados em turnos por nossos professores. Nossos professores moram atualmente a leste do Rio Missouri. Existe a possibilidade de serem dados cursos a oeste do Missouri, se alguém se dispuser a tornar-se um Patrocinador Regional do **RPI**. Encaminhe suas consultas à sede do Instituto no Tennessee.

Nosso programa educacional dá a você a liberdade de estudar no ritmo que desejar. Não requer freqüência em tempo integral, o que permite manter uma ocupação atual e seu padrão de vida em termos econômicos. Os Centros Regionais oferecem cursos do Instituto à noite e nos fins de semana. O Professor Regional ministra cursos **Reiki de Primeiro e Segundo Graus** continuamente, de forma que você pode começar em qualquer época do ano.

O custo de 310 horas para receber o Certificado de Praticante Profissional é de cerca de US$ 3.000,00. O custo de livros, viagens e outros materiais não estão incluídos nessa taxa. A taxa é paga depois de cada aula. Qualquer aula pode ser repetida pela metade do preço normal. Pode ser concedida a dispensa do pagamento referente às aulas em que o aluno demonstrar competência, exceto nos cursos de técnicas.

Praticantes e Mestres Reiki de Terceiro Grau não caem nessa categoria de preços, sendo ministrados por contrato com David G. Jarrell e exigem um período de treinamento preceptorial especial de pelo menos um (1) ano depois da graduação no Programa de 310 horas do Instituto.

RPI, P.O. Box 311, Celina, TN 38551 — EUA — (615) 243-3712

REIKI PLUS® — CURSOS DO INSTITUTO

Os cursos disponíveis do Instituto **Reiki Plus®** são em três níveis identificados com o treinamento adicional disponível. Os cursos assinalados com um asterisco (*) estão disponíveis em Fita através da **Publicações Reiki Plus®**, P.O. Box 311, Celina, TN 38551 (615) 243-3712; para enviar um fax, depois de discar o número, aguarde o início da gravação e, em seguida, disque três vezes o número 3 (333). Aceitam-se pedidos por cartões de crédito. Informe-se sobre o preço e a taxa do correio antes de enviar dinheiro ou ordens de pagamento.

PROGRAMA BÁSICO: 35 HORAS
Reiki Plus® Primeiro Grau
Reiki Plus® Segundo Grau
PROGRAMA DO PRATICANTE — 155 Horas de Crédito (inclusive Programa Básico)

Psicologia Aplicada e Anatomia Esotérica*
Reiki Plus® Avançado Segundo Grau (liberando profundas lembranças reprimidas por meio da Técnica Psicoterapêutica Reiki)
IECC* (Avaliação Intuitiva da Consciência do Cliente por meio da leitura dos Raios da Aura)
PKEB[sm] I (Corpo Físico-Espiritual-Etérico, Técnica de Cura e Balanceamento dos Chakras do corpo).

Dinâmica de Aconselhamento I
PSEB[sm] II
Teoria de Aconselhamento
Reiki Psicoterapêutico[sm] Avançado
SAT[sm] (Técnica de sintonização espinhal)
PSEB[sm] III
Psicologia Aplicada da Anatomia de Cura

OUTROS CURSOS DISPONÍVEIS

SAT II
Astrofisiologia e Psicologia*
Astrofisiologia e Cura I
Astrofisiologia e Cura II
Comunicação com o Self
Iniciação Reiki Plus® para Praticantes de Terceiro Grau
Treinamento de Mestre Reiki para Praticantes Graduados em Cura Natural Reiki Plus®

Há catálogos disponíveis sobre cada um destes cursos. Você pode entrar em contato com o Instituto **Reiki Plus®** em Celina ou Michigan e solicitar mais informações. Nossa intenção é dar oportunidade para as pessoas expandirem sua compreensão espiritual no contexto da vida cotidiana.

À medida que usamos diariamente a energia Reiki, por certo todos nós – que fizemos os Cursos Reiki – descobrimos oportunidades para aplicar os conceitos do amor incondicional, da aceitação e do perdão em nossas atividades diárias. Naturalmente, isto sempre foi assim, até certo ponto. No entanto, com o uso da energia Reiki, descobrimos que nossas lições são envolvidas num campo de Luz Espiritual de Cura. Mesmo contando com essa Luz, as opções podem não ser fáceis; no entanto, o processo é mais suave porque existe a força interior que foi estimulada ou despertada em cada um de nós.

Sua vida mudará; não temos dúvidas sobre isso. A energia Reiki é uma bênção de Deus. Use-a e observe como a sua jornada espiritual se aprofunda. Namastê.

CURSOS CRIADOS E MINISTRADOS
POR DAVID G. JARRELL

Reiki Plus® Primeiro Grau — Horas de crédito — 20

Pré-requisitos: desejo de ser responsável por si mesmo e aceitação do amor incondicional de Deus.

Esse curso foi organizado para ensinar as técnicas a serem usadas na própria pessoa e nos clientes para promover a cura, a descontração e a redução do excesso de tensão. Este curso é de natureza altamente experimental: ao fazer o contato com as mãos, você de fato começa a sentir a energia Reiki. Os alunos dão e recebem tratamento em grupo. Curas espontâneas costumam ocorrer.

Aprenda como ativar, controlar e usar a cura Reiki em si mesmo e nos outros; use a posição das mãos para fazer um tratamento total do corpo com Reiki. Analise o sistema humano de energia com os seus mecanismos de regeneração e recuperação do equilíbrio natural. Entenda que Reiki é um sistema independente de cura, além de uma ajuda em todos os processos de cura; identifique a posição das mãos a serem usadas em determinados problemas patológicos; entenda que Reiki é um instrumento para o crescimento pessoal que facilita a obtenção do bem-estar da mente, do corpo e das emoções; receba as Quatro Iniciações de Sintonização para o Nível de Primeiro Grau da Energia Reiki.

Reiki Plus® Segundo Grau — Horas de crédito — 15 — $300,00

Pré-requisitos: ter usado Reiki de Primeiro Grau durante ao menos 3 meses.

Sintonize-se com o nível do Segundo Grau da Energia Reiki. Aprenda que o Segundo Grau se combina com os ensinamentos místicos. Ative, controle e use o Segundo Grau de Energia em si mesmo, em colegas e clientes. Aprenda algumas técnicas de Cura a Distância e obtenha uma sensibilidade intuitiva elevada desenvolvida pela Cura a Distância. Aprenda a Técnica da Afirmação para aliviar o excesso de tensão e apoiar as mudanças desejadas pelo cliente.

Reiki Plus® Avançado Segundo Grau — Horas de crédito — 15 — $300,00

Disponível em fita para estudo em casa — $300,00. (Inclui o Segundo Grau, mas o aluno deve ter iniciação no Segundo Grau; para obter a fita, envie o Certificado de Treinamento junto com o pedido).

Identifique distúrbios psicofísicos, emocionais e mentais em que seja apropriado fazer uma intervenção holística de Segundo Grau. Aprenda a identificar a *Técnica de Psicoterapia Reiki*sm que melhor ajudará o cliente a criar uma mente conscientemente receptiva para aceitar o Perdão de Deus e a Luz curativa. Aprenda as três

Técnicas Psicoterapêuticas Reiki[sm] para remover traumas acumulados e doenças dos chakras e do corpo físico.

Psicologia Aplicada e Anatomia Esotérica — Horas de crédito — 25— $300,00. Disponível em fita para estudo em casa — $200,00

O aluno aprenderá os meios de entrar em contato com o cliente para obter a essência do desafio psicofísico do mesmo. Técnicas para desenvolver a percepção interior e *ver* as implicações sutis das palavras proferidas pelo cliente, ao descrever as condições (sintomas); você obterá um conhecimento abrangente dos chakras (corpos etéricos) e sua conexão neurológica com as glândulas e órgãos. Aprenderá a ouvir adequadamente as palavras do cliente e uma descrição das condições fornecerá um esboço do seu estado e uma síntese do mesmo. A recompensa dessa técnica é aprender a redirecionar o psicofísico rumo ao bem-estar e à habilidade de enfrentá-lo sem excesso debilitante de tensão. **Este é um pré-requisito de todos os cursos avançados de RPI.**

Reiki Psicoterapêutico Avançado — Horas de crédito — 25. Disponível em fita para estudo em casa — $200,00

O aluno deve ter completado no mínimo 15 sessões de Reiki Psicoterapêutico[sm]. Ele passará a entender a kundalini, será capaz de interpretar desequilíbrios de energia e de reconhecer a cor disfuncional quando esta se apresenta num órgão ou parte da anatomia. Se tornará eficiente na **Técnica do Distribuidor Criativo**[sm] para liberar traumas psicofísicos, emocionais e mentais.

Psicologia Aplicada da Anatomia de Cura — Horas de crédito — 25 — $300,00

O aluno aprenderá a melhorar sua técnica de interpretação das manifestações psicofísicas, psicoemocionais e psicomentais na anatomia. A **Abordagem Terapêutica Intuitiva**[sm], técnica TITA[sm], desenvolve o conhecimento da cor e função dos chakras do praticante, facilitando a liberação do trauma retido nos tecidos. O aluno ganha compreensão e aprende a se orientar pela cor; isso permite que a memória psicoemocional revele 3 níveis de trauma acumulado no padrão de tensão, na disfunção emocional ou mental, no vício e na doença.

SAT[sm] — $300,00 — Pré-requisitos: Segundo Grau, Psicologia Aplicada e Anatomia Esotérica e PSEB[sm] I — Horas de crédito — 25.

A **Técnica de Sintonização da Espinha**[sm] é o método de sintonização não-manipulativa dos componentes sacro-coluna-occipício do esqueleto através do trabalho avançado do Reiki Psicoterapêutico[sm]. Se o trauma psicofísico, psicoemocional e psicomental for liberado do complexo espinal, o corpo e a coluna ficam curados. O aluno aprenderá a limpar o psicofísico do *stress* emocional e mental das memórias traumáticas.

PSEBsm 1, 2 e 3 (cura do Corpo Etérico Físico-Espiritualsm — $200,00 (cada) — Horas de crédito — 20 em cada curso (total de 60 horas)

Esta técnica de cura do corpo etérico une os corpos físico e etérico, permitindo que a harmonia espiritual flua através deles, vinda de Deus. É preciso que haja harmonia nessa esfera para instaurar e conservar o bem-estar. O aluno aprende: os conceitos básicos da psicoanatomia que ligam as funções biomagnéticas do soma; a desenvolver a intuição e a sensibilidade às correntes bioelétricas e a polaridade dos oito maiores vórtices do corpo; a diferenciar e alinhar as correntes elétricas desequilibradas no campo biomagnético; uma técnica eficaz e segura para trabalhar nos campos biomagnéticos; e a alinhar e estimular o fluxo de energia biomagnética para o soma, a partir dos chakras, corpos sutis, para criar o ambiente de cura para o corpo físico.

Avaliação Intuitiva da Consciência do Cliente — $200,00 — Horas de crédito — 20. Disponível em Fita para estudo em casa — $125,00

Confronto individual dos desafios da vida diária a partir do nível de maturidade e compreensão que o cliente adquiriu. A forma como uma pessoa confronta o desafio da vida equivale ao nível de trauma acumulado na mente inconsciente e nos tecidos do corpo. A resposta ou reação da pessoa é resultado de genética, do condicionamento e das expectativas dos pais e da sociedade. Quando alguém adquire a compreensão da síndrome do "por que agora?", ela pode avaliar sua resposta ou reação psicoemocional e psicomental. A clareza exige a compreensão das razões pelas quais a personalidade escolheu os desafios para o crescimento do seu Ego rumo à Consciência da Alma.

Astrofisiologia e Psicologia I — Horas de crédito — 60 — $600,00. Disponível em fita para estudo em casa — $350,00

Em primeiro lugar, o aluno obtém os fundamentos espirituais e esotéricos do conhecimento astrológico do ponto de vista transpessoal. Depois ele incorpora a interpretação astrofisiológica e psicológica à anatomia do corpo etérico e dos chakras e às manifestações escolhidas para desafiar a união do ego com a consciência da alma. Aprende a análise da espinha, o reconhecimento de distúrbios físicos e psicológicos e aprende a ajudar o cliente em seus desafios. O curso sobre a determinação de aspectos natais, trânsitos, progressões e ciclos da estrutura espiritual e da personalidade do ego. O livreto com material de estudo acompanha esta curso para que você seja ajudado no estudo dos mapas interpretados ao longo do curso. David tem mais de 25 anos de experiência profissional como astrólogo dando perfis astro-espirituais de clientes em todo o mundo.

Reiki Plus® — **Praticante de Terceiro Grau** — $1.000,00 — Horas de crédito — 30

David G. Jarrell é o único Mestre Reiki apto a iniciar alunos qualificados a este nível de **Reiki Plus**®. O Terceiro Grau aumenta a profundidade, a intensidade e a eficácia do trabalho de cura do praticante. Transformações de vida que costumam levar até 1 ano para se integrarem como mudanças cíclicas são apressadas e tem o potencial de despertar a sua consciência para as múltiplas dimensões que coexistem simultaneamente.

Treinamento para Mestre Reiki

A. Para obter treinamento de Mestre Reiki e ensinar **Reiki Plus**® de Primeiro e Segundo Graus, o aluno tem de ser convidado por David G. Jarrell. Em seguida, tem de concluir o Programa do Praticante Avançado de Reiki Plus®, ser Ministro ordenado da Igreja Pyramids of Light e concluir a formação de candidato a Mestre Reiki, bem como as obrigações contratuais: $5.000,00.

B. Para ser iniciado e ensinar como Mestre Reiki tradicional de Primeiro e Segundo Graus, o aluno deve demonstrar capacidade profissional e aptidão para lecionar, bem como competência em sua prática pessoal de Reiki. Os requisitos normais de Takata e de minha professora, Virginia Samdahl, são ter tratado pelo menos 100 clientes diferentes com diferentes distúrbios. Conquista-se a indicação para Mestre Reiki depois de concluir com êxito o treinamento profissional, bem como depois do pagamento da taxa de estudos de $10.000,00.

* Se um candidato tiver um treinamento profissional paralelo, graduação e experiências semelhantes, os requisitos poderão ser avaliados caso por caso.

C. **Treinamento cruzado para Mestre Reiki** — $3.000,00

Um **Mestre Reiki** treinado pelo Sistema Usui de Cura Natural que esteja interessado em fazer um treinamento cruzado para tornar-se **Mestre Reiki com certificado e licença para ensinar o Primeiro e Segundo Graus** pode comunicar-se diretamente com David G. Jarrell. Basta escrever para o Instituto no endereço abaixo mencionado.

Os cursos são dados no Centro de Retiro **RPI**, bem como nas grandes cidades dos Estados Unidos. Para obter um programa dos cursos e catálogos do currículo do praticante **RPI**, envie uma ordem de pagamento de US$5,00 para cobrir o custo do material e despesas de postagem. As aulas em fita para estudo em casa são enviadas por via aérea. Acrescente $7,00 para cada curso que quiser.

Informações sobre o Programa de Treinamento disponível em seu país serão dadas por David Jarrell, bastando escrever. O currículo **RPI** está disponível no mundo inteiro sempre que houver número suficiente de alunos para estabelecer um Centro de Professores **RPI**.

Gostamos de ser convidados a lecionar em países estrangeiros. Já temos uma Mestre Reiki na Grécia que, como vocês, nos convidou a fim de obter treinamento Reiki. Ela também trabalhou como tradutora dos cursos. Portanto, se você é fluente na língua inglesa e quer tornar-se **Mestre Reiki Plus**®, considere convidar o **RPI** para fazer seu treinamento. Mande todas as perguntas e pedidos de fita para o **Institute Reiki Plus**®, David G. Jarrell, **Mestre Reiki**, P.O. Box 311, Celina, TN 38551 * (615) 243-3712; FAX 243-4657.

ATENÇÃO

O Instituto **Reiki Plus**® para Treinamento Profissionalizante do Praticante Holístico põe à disposição dos leitores fitas com a gravação dos vários cursos ministrados por David G. Jarrell, assim como manuais e catálogos contendo todas as informações aos interessados em receber o treinamento correspondente.

Os pedidos devem ser feitos pelo correio ao **Reiki Plus**® **Institute**, P.O. Box 311, Celina, Tennessee, 38551, EUA, ou pelo telefone (615) 243-3712.

Para mim, é um prazer e um desafio, desde os nove anos de idade, redespertar e intensificar minha sensibilidade intuitiva e curadora. Através dos processos de transformação da vida, cheguei ao ponto de aceitar a rendição. Empenho-me em conduzir meus clientes, com amor e suavidade, até a fonte interior do conflito espiritual, para ali gerar equilíbrio, amor-próprio e perdão; e, nesse santuário individual especial do coração, corrigir as opções que provocaram o desequilíbrio. Assim como o Mestre Curador Jesus ensinou, o cliente é convidado a aceitar o divino amor e o perdão de Deus "setenta vezes setenta", para instaurar a harmonia entre a mente, o corpo e as emoções. Quando concorda, o

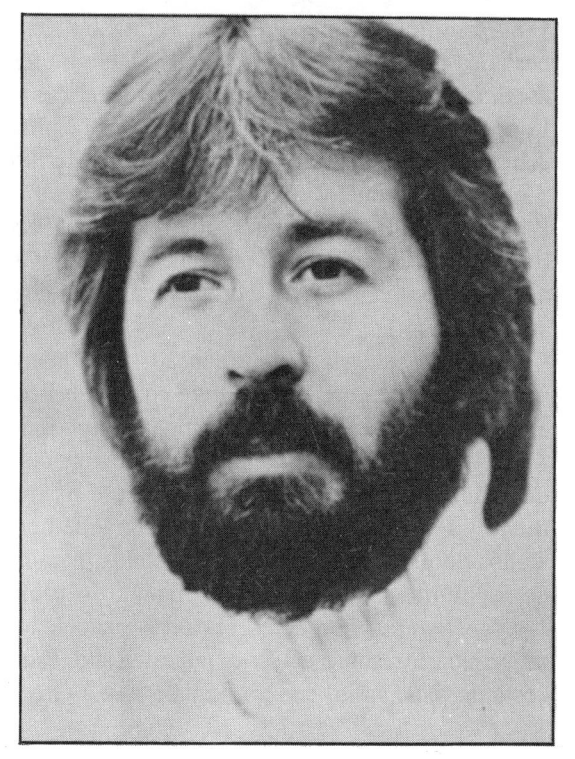

Reverendo David G. Jarrell, Mestre Reiki.

cliente vivencia o reencontro espiritual com Deus e elimina o erro de se julgar ou sentir separado de Deus e do seu Eu superior. O cliente tem uma oportunidade, intraduzível em palavras, de se sentir Uno com a infinidade de Deus, o amor incondicional que habita o nosso Eu Divino dentro da alma, a condutora da experiência de cura chamada vida.

No dia 5 de agosto de 1981, fui iniciado pela Mestra Reiki Barbara McCullough e por Phyllis Furumoto, neta de Hawaya Takata, tornando-me o 24º Mestre Reiki do mundo. Minha jornada com o Reiki começou com a Mestra Reiki Virginia Samdahl, com quem fiz a maior parte do meu treinamento para o Mestrado. A sra. Samdahl foi a primeira ocidental e a quarta Mestra Reiki, e a sra. McCullough, a terceira ocidental e a sexta Mestra Reiki a serem iniciadas pela sra. Hawaya Takata (conhecida como a linhagem Takata). A sra. Takata foi iniciada pelo dr. Chujiro Hayashi (da linhagem Hayashi)... "na cidade de Honolulu, Havaí, no dia 21 de fevereiro de 1938, tornando-se a décima terceira Mestra do Sistema Usui de Cura Sem Drogas". Takata levou o Reiki para os Estados Unidos depois do término da Segunda Grande Guerra (ver Capítulo 1, p. 23).

Meu envolvimento com a comunidade de cura inclui o fato de ser fundador, diretor e professor do *Reiki Plus® Institute* sediado nas montanhas Cumberland, e fundador e Ministro Sênior da Pyramids of Light, Inc., uma igreja de Cura Natural, e presidente do Professional Holistic Practitioners of Connecticut, que fundei em

1984. Em fevereiro de 1985, com dois de meus alunos, participei de um projeto de pesquisa PSI para medir a receptividade e o efeito do envio de **Reiki Plus**® *Absent Healing* (enviado a pessoas em outro local dentro do laboratório) na **Mind Science Foundation**, em San Antonio, Texas. Os resultados dessa pesquisa científica e concebida pelo dr. William G. Braud e por Marilyn J. Schlitz foram apresentados no Simpósio Nacional de PSI de 1985, em Boston: **Reiki Plus**® Natural Healing: an Ethnographic/Experimental Study February 1985 [Cura Natural **Reiki Plus**® Estudo Etnográfico/Experimental, fevereiro de 1985]. Os resultados do estudo provaram que a energia Reiki é recebida e promove a cura a distância através do tempo e do espaço.

Foi uma alegria e uma bênção ser o instrumento de Deus na co-criação das modalidades de cura **Reiki Plus**® conhecidas como **PSEB**[sm] (método que equilibra a energia biomagnética que circunda o corpo físico das pessoas); **Psycho-Therapeutic Reiki**[sm] (procedimento para efetivamente compreender e liberar as memórias retidas no corpo, na memória consciente e na memória da alma); e **Spinal Attunement**[sm] **Technique (SAT**[sm]**)**. Tive a grande honra de participar da última turma de alunos do dr. Ray Simpson, aos 81 anos, para treinamento profissional em técnicas de Equilíbrio Estrutural Sacro-Cranial; do professor Daniel Garliner, fundador do *Myofunctional Institute*, recebi o certificado de Myofunctional Therapist. A condução de seminários sobre a Cura Natural **Reiki Plus**® continua levando-me de costa a costa do país, assim como à Inglaterra e à Grécia.

OS
CHAKRAS
e os
Campos de Energia Humanos

SHAFICA KARAGULLA, M. D.
DORA VAN GELDER KUNZ

Este livro fascinante assinala uma grande conquista na área da medicina e baseia-se na pesquisa de uma médica que, obedecendo à metodologia científica, trabalhou com uma clarividente para a obtenção de seus diagnósticos. Cada uma de suas conclusões tem como fundamento uma prova experimental tirada do perfil de pacientes nos quais o processo da doença se manifestou por meio de anomalias no campo energético humano e em seus correspondentes centros de força, os chakras.

Antes de começar a colaborar com a dra. Shafica Karagulla, a clarividente Dora van Gelder já havia examinado pacientes a pedido de seus médicos. Ela vê o corpo humano expressando-se através de um tríplice mecanismo: um campo etérico, ou de energia vital; um campo astral, ou de energia emocional; e um campo mental. Ela recebe uma constante interação entre esses campos de energia e os campos de energia do universo.

A chave para a compreensão da saúde e da doença repousa na natureza dinâmica da interação entre ambas, uma vez que a vida sempre se caracteriza por crescimento e transformação. Essa transformação pode nos levar ao negativismo, afetando nossa saúde e provocando doenças; mas podemos alterar esse padrão, substituindo-o pela auto-integração, pela saúde e pelo auto-aperfeiçoamento.

*   *   *

Dora van Gelder Kunz nasceu com excepcionais faculdades de clarividência que foram treinadas durante sua colaboração com outro clarividente célebre, C. W. Leadbeater, autor de *Os Chakras*. Essa sua capacidade de perceber o mundo oculto resultou em dois livros — *O Natal dos Anjos* e *O Mundo Real das Fadas*, este último publicado pela Editora Pensamento. A co-autora, Shafica Karagulla, médica e neuropsiquiatra, colaborou com Dora Kunz em várias de suas pesquisas.

EDITORA PENSAMENTO

ZEN SHIATSU

Como harmonizar o Yin e o Yang
para uma saúde melhor

Shizuto Masunaga e Wataru Ohashi

Segundo a medicina oriental, cada vez mais valorizada no Ocidente, a tendência natural de todo organismo vivo é a de curar-se a si mesmo. Conseqüentemente, o meio mais natural e o mais eficaz para sarar de uma doença é estimular essa capacidade de autocura.

Desenvolvendo uma terapêutica que se harmoniza perfeitamente com o organismo do paciente como um todo, o *shiatsu* é uma das disciplinas que fizeram progredir enormemente esse tipo de terapia, com base num sistema médico oriental completo, que explica o corpo humano em termos de uma rede de meridianos através da qual flui uma energia que os japoneses chamam de *Ki*. Se o fluxo do *Ki,* através dos meridianos, é regular, a pessoa goza de boa saúde; se essa energia se estagna, a pessoa cai doente. A natureza desse fluxo de energia é analisada na base da concepção chinesa do Yin e do Yang. O meio de restabelecer o equilíbrio do sistema da energia *Ki* é o assunto deste livro.

Nesta obra, abundantemente ilustrada, os autores estudaram minuciosamente o princípio de tonificação-sedação e o *shiatsu* dos meridianos. A inclusão de um capítulo sobre a auto-aplicação das técnicas aqui ensinadas fazem deste livro uma obra fora do comum.

OS AUTORES

Shizuto Masunaga, formado pelo Departamento de Psicologia da Universidade de Kyoto, foi durante dez anos instrutor do Instituto de Shiatsu *do Japão. Atualmente, é membro da Associação de Psicologia do Japão, da Associação de Medicina Oriental Japonesa e presidente da Associação Iokai para a Terapia* Shiatsu.

Wataru Ohashi, formado pela Universidade de Chuo, é fundador do Centro de Educação de Shiatsu *de Nova York e criador do Ohashiatsu, seu método de terapia baseado na teoria dos meridianos e na cinesiologia.*

EDITORA PENSAMENTO